DROGE ZUCKER & WEIZEN

Bildnachweis:
dreamstime: 15, 19, 25, 27, 29, 35, 41, 43, 45, 57, 65, 67, 99
Fotolia: Cover und Kapiteleinstiegsseiten, 8/9, 20/21, 32, 36, 47, 49, 50, 52, 55, 58, 63, 68, 71, 72, 74, 76, 81, 82, 88, 95, 97, 100, 102, 103, 106–133, 134–151, 152/153
iStock: 13, 17, 26, 38
shutterstock: 85

Lobkowitzplatz 1, A-1010 Wien
www.kneippverlag.com
www.facebook.com/KneippVerlagWien

ISBN: 978-3-7088-0658-7

Autor: Ulli Zika, Johanna Sillipp
Lektorat: Heidi Hölbling-Fellhuber
Korrektorat/Layout: Marion Mauthe
Umschlaggestaltung: Emanuel Mauthe/Extraplan, Wien
Art Direction/DTP: Werner Weißhappl, plan_w
Druck: Druckerei Theiss GmbH, A-9431 St. Stefan im Lavanttal
Printed in Austria

1. Auflage, Oktober 2015

Ulli Zika • Johanna Sillipp

DROGE ZUCKER & WEIZEN

Ein Plädoyer für ein Leben ohne Dick- und Krankmacher

kneipp verlag
WIEN

Inhalt

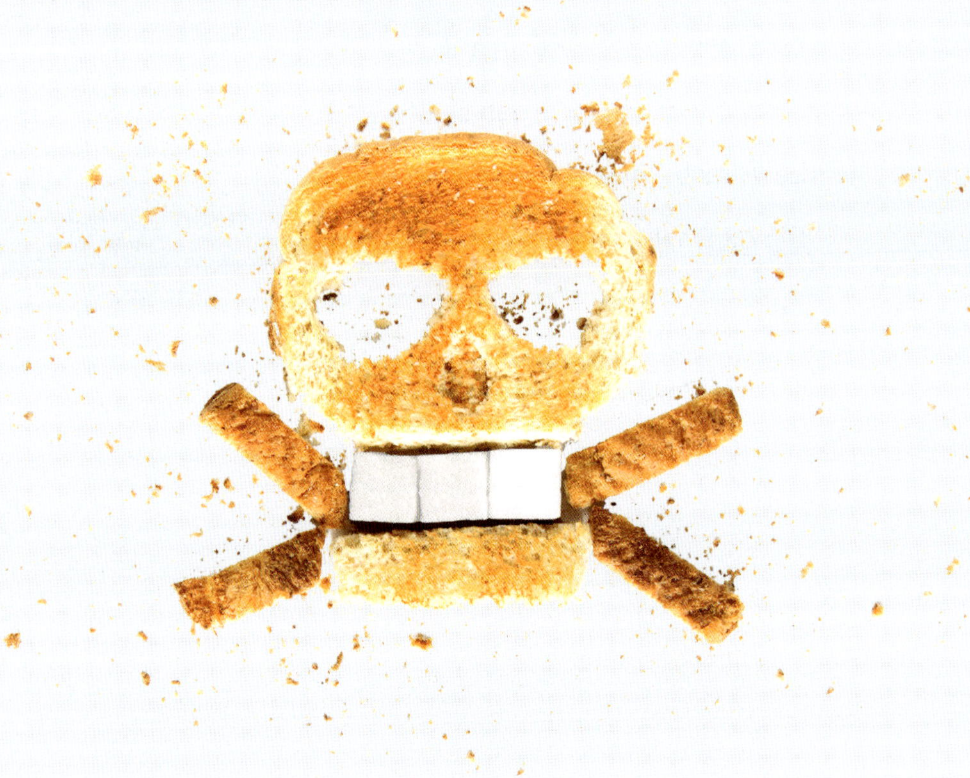

Hochgezüchteter Weichweizen und weißer Zucker: Diese beiden Grundzutaten haben die sogenannte zivilisierte Welt erobert, um nicht zu sagen, sie haben sie förmlich überwuchert. Hochertragsweizen findet sich in unserem täglichen Brot – vom Frühstück bis zum Abendmahl. Er steckt im gesunden Biobrot, im beliebten Kornweckerl, aber auch im massenweise verzehrten Fastfood oder in der allerorts beliebten Hausmannskost, die ohne Nockerln, Spätzle, Knödeln und Teigwaren nicht vorstellbar ist. Er findet sich im Tiefkühlgemüse, in Wurstwaren, Aufstrichen, Konserven oder als Trennmittel im Kaugummi: Hochertragsweizen ist einfach omnipräsent.

Wir nehmen aber meist nicht nur eine tägliche Überdosis Weizen zu uns: Fast alle Getränke, die wir konsumieren, enthalten Zucker, genauso wie Soßen und Gewürze, die Produkte der Back- und Süßwarenabteilungen, eine Vielzahl an Fertiggerichten, Tiefkühlmenüs und das sogenannte Convenience-Food. Zucker ist fixer Bestandteil des bequemen Essens und – natürlich – der Süßigkeiten, die wir uns so gerne gönnen: Schokolade, Eis, Torten und Kekse, Joghurts und viele andere, angeblich so gesunde Milchprodukte. Zucker ist also ebenfalls omnipräsent.

Weizen und Zucker gelten heute in unseren Breiten als die meist verzehrten Nahrungsmittel und sind aus der modernen (Essens-)Welt kaum noch wegzudenken. Häufig verzehren wir sie sogar in Kombination. Sie gehören aber nicht nur zu den allgegenwärtigen Nahrungsmitteln, sondern zählen mittlerweile auch zu den umstrittensten, stehen sie doch im Verdacht, krank und süchtig zu machen. Wir haben in diesem Buch viele Informationen zusammengetragen, die Sie dazu ermutigen sollen, sich eine eigene Meinung zu bilden und Ihr Konsumverhalten ein bisschen genauer unter die Lupe zu nehmen.

Wir schauen nach, warum Weizen und Zucker überhaupt die Chance hatten, uns derart zu beeindrucken. Basisinformationen über die Wirkweise von Zucker und Kohlenhydraten sollen Ihnen ein ernährungsphysiologisches Grundverständnis vermitteln: Welche Krankheiten, Befindlichkeitsstörungen, Unverträglichkeiten und Probleme können beide verursachen, und warum fällt es uns so schwer, auf ihren Konsum zu verzichten? Wir versuchen herauszufinden, weshalb es für unsere Darmgesundheit ganz besonderes wichtig ist, dass wir Zucker und Weizen nur mit Maß und Ziel zu konsumieren. Außerdem werfen wir einen Blick über den Tellerrand: Was haben ganzheitliche und Jahrtausende-alte Ernährungstraditionen wie die Traditionelle Chinesische Medizin und das Indische Ayurveda zum Thema Zucker und Weizen zu sagen?

Im letzten Teil des Buches zeigen wir auf, wie wir mit anderen Lebensmitteln wieder zu mehr Kraft kommen können: Welche Alternativen zum Weizen gibt es? Kann Süßes auch gesund sein? Eines sei hier schon verraten: Der naturgegebenen Lust auf Süßes muss nicht gänzlich der Garaus gemacht werden!

Wir stellen in unserem Buch weder Anspruch auf Vollständigkeit, noch glauben wir an eine einzig richtige Wahrheit und Ernährungsphilosophie. Es ist uns jedoch wichtig, zur Bewusstseinsbildung beim Thema gesunde Ernährung beizutragen und Sie zu motivieren, die für Sie richtige Dosierung zu finden. Denn gerade in Zusammenhang mit Weizen und Zucker kann das Paracelsus-Zitat „Die Dosis macht das Gift“ nicht oft genug erwähnt werden! Verzeihen Sie uns, wenn wir das auf den folgenden Seiten noch einige Male wiederholen.

In diesem Sinne wünschen wir Ihnen ein genussvolles und gesundes Leben!

Herzlichst
Johanna Sillipp und Ulli Zika

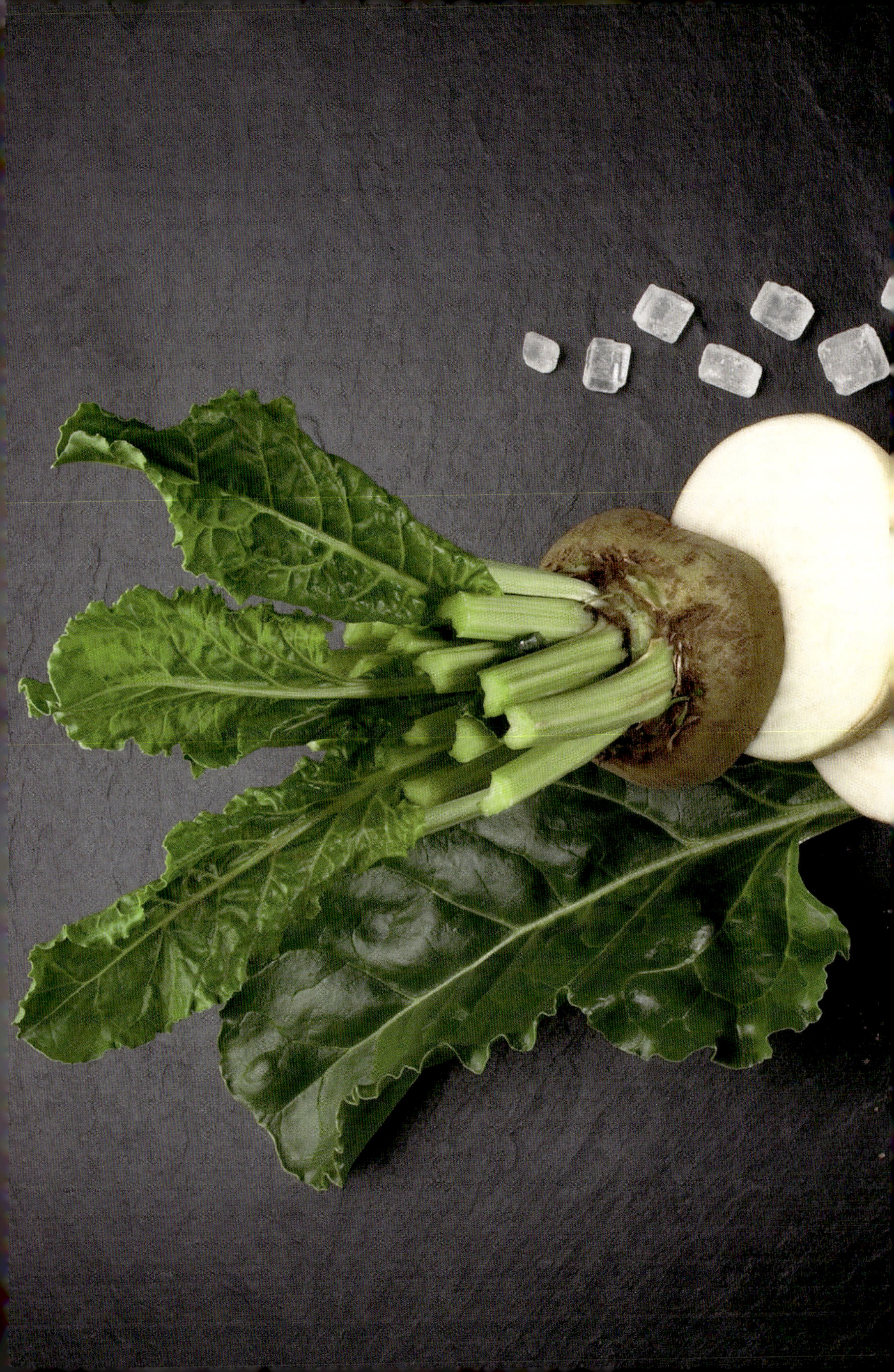

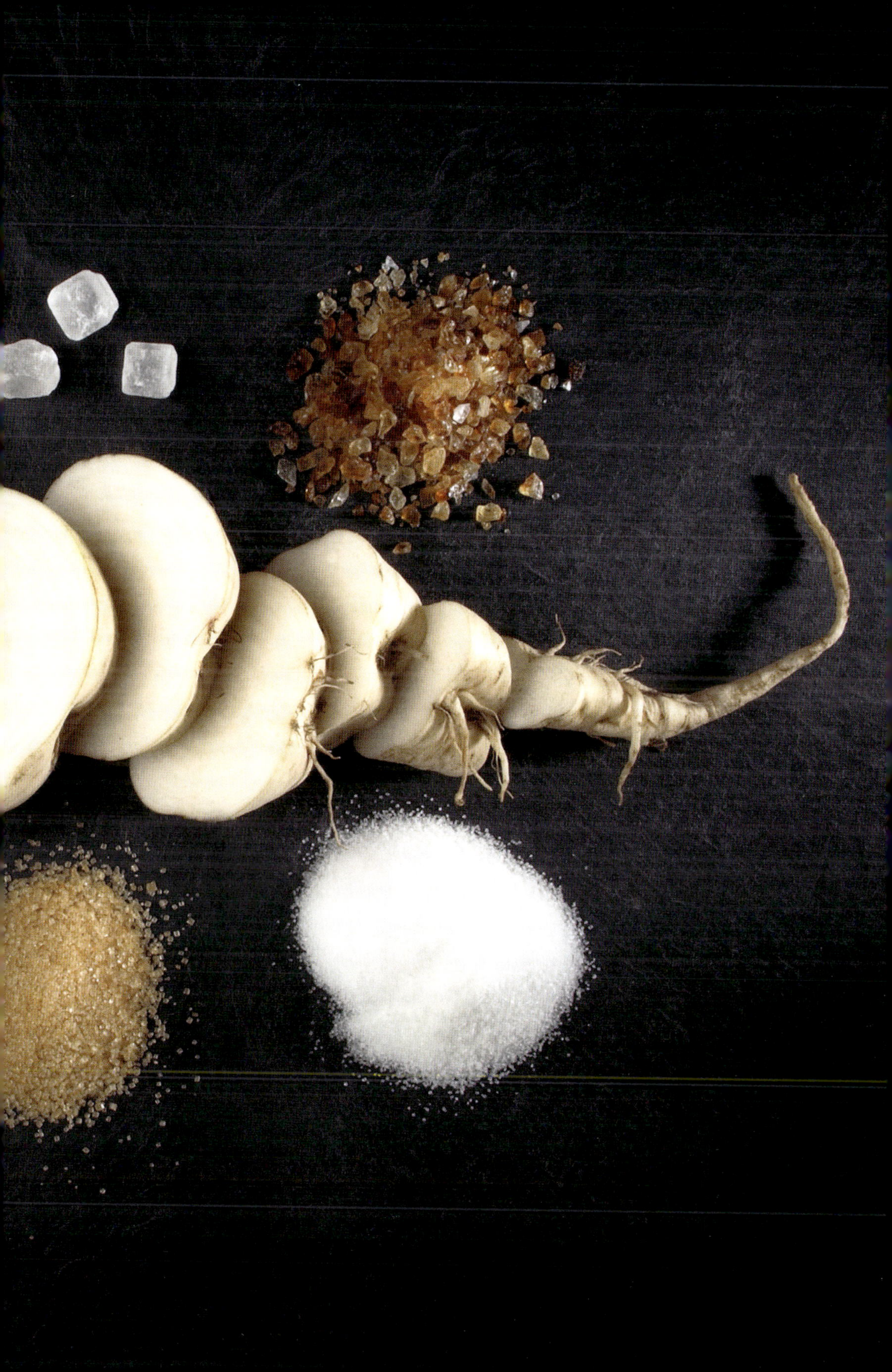

Der Zucker

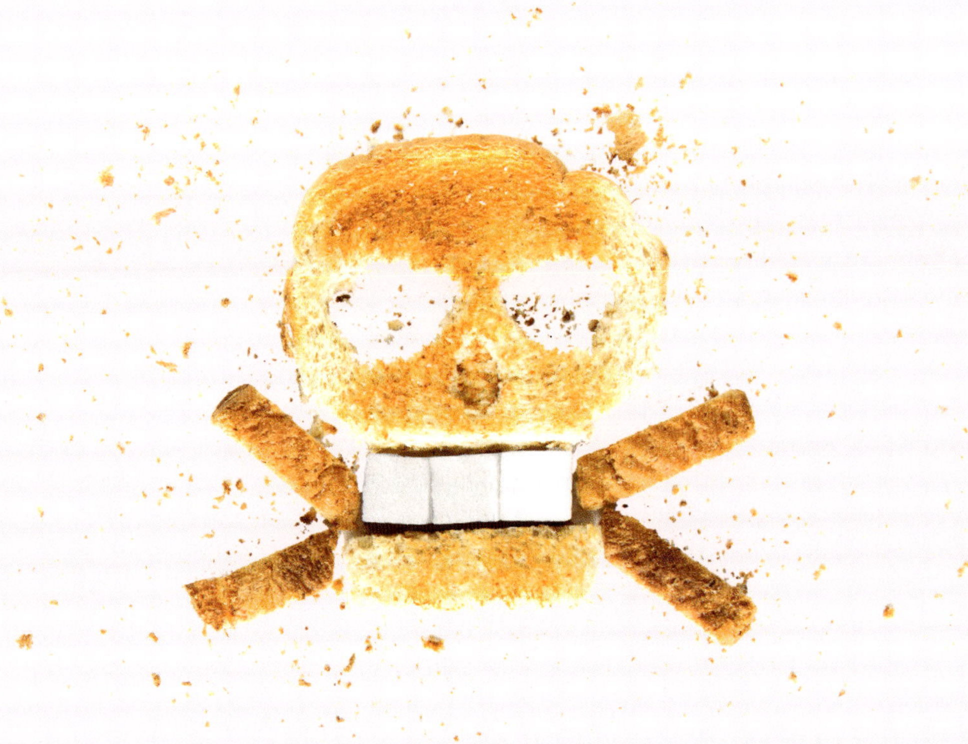

Was ist Zucker eigentlich?

Zucker ist der Grundbaustein der sogenannten Kohlenhydrate (Saccharide), er wird eingeteilt in Monosaccharide, Disaccharaide, Oligosaccharide und Polysaccharide. Monosaccharide bestehen aus einem einzigen Zuckermolekül und heißen daher auch Einfachzucker. In diese Gruppe gehören die Glukose (Traubenzucker) und die Fruktose (Fruchtzucker). Disaccharide wie die Saccharose und Laktose sind aus zwei, Oligosaccharide wie Stärke und Zellulose aus drei bis neun und Polysaccharide aus vielen Monosacchariden aufgebaut.

In der Natur findet man Kohlenhydrate vor allem

* im Obst (in Form von Fruktose),
* im Gemüse,
* im Getreide (als Stärke),
* in der Milch (als Laktose).

Ein Gramm Zucker in der Nahrung liefert uns vier Kilokalorien.

Wie wird Zucker verstoffwechselt?

Kohlenhydrate aus der Nahrung werden im Körper durch verschiedene Enzyme zu Einfachzucker, also zu Glukose oder Fruktose, umgebaut. Die Verdauung beginnt im Mund – hier wird zum Beispiel die aus langen Glukoseketten bestehende Stärke durch das Enzym Amylase in Malzzucker (Maltose) gespalten: Weißbrot, das man lange kaut, beginnt deshalb, süß zu schmecken. Im Dünndarm werden die restlichen Zuckermoleküle (Saccharose und Laktose) mit Hilfe von Enzymen, den Disaccharidasen, zu Glukose und Fruktose gespalten und in die Blutbahn gebracht.

Um verwertet werden zu können, muss Glukose aus dem Blut in die Körperzellen gelangen. Dies geschieht mit Hilfe des Hormons Insulin, das in der Bauchspeicheldrüse gebildet wird. Fruktose braucht kein Insulin. Sie wird über das Blut zur Leber transportiert und über Umbaureaktionen in den Abbauweg der Glukose eingeschleust. Glukose ist – im Gegensatz zu Fruktose – im Blut messbar.

Glukose ist der Hauptnährstoff unseres Gehirns. Sie wird hauptsächlich in den Körperzellen zu Energie umgewandelt, aber auch in der Leber gespeichert. Bei Bedarf wird sie in andere Kohlenhydrate oder Eiweiß umgebaut oder bei sehr fettarmer und kohlenhydratreicher Ernährung in Fettdepots eingelagert.

Welche Störungen kann es im Kohlenhydratstoffwechsel geben?

Die Verdauung von Kohlenhydraten kann durch Krankheiten gestört sein. Die häufigsten Störungen des Zuckerstoffwechsels sind:

- Zuckerkrankheit (Diabetes Typ 1 und Typ 2)
- Laktoseintoleranz
- hereditäre Fruktoseintoleranz (eine erbliche Erkrankung: Fruchtzucker kann zwar aufgenommen, aber über die Leber nicht richtig abgebaut werden)
- Fruktosemalabsorption, auch intestinale Fruktoseintoleranz oder Fruktoseunverträglichkeit genannt
- Sorbitunverträglichkeit

Mehr über Zuckerunverträglichkeiten finden Sie im Kapitel **Zucker als Krankheitsverursacher** (siehe Seite 31).

Warum wir Zucker lieben

Auf den Spuren der Evolution und der genetischen Präferenz für Süßes

Evolutionsforscher/innen sagen, dass es zwei angeborene Geschmackspräferenzen gibt, nämlich **umami** und **süß**. Umami zeigt eine tierische oder pflanzliche Eiweißquelle an, die wichtig für die Entwicklung ist. Und Süßes hat den Sicherheitsgeschmack der Evolution, es wird von allen Neugeborenen automatisch geliebt, denn in der Natur existiert kaum etwas, das süß und gleichzeitig giftig ist. Mit der Vorliebe für Süßes ist der Mensch also vorerst einmal davor gefeit, sein Leben mit der aufgenommenen Nahrung zu gefährden. Und noch etwas sichert seit jeher das Fortbestehen der Art: Der süße Geschmack kommt vorrangig bei Lebensmitteln

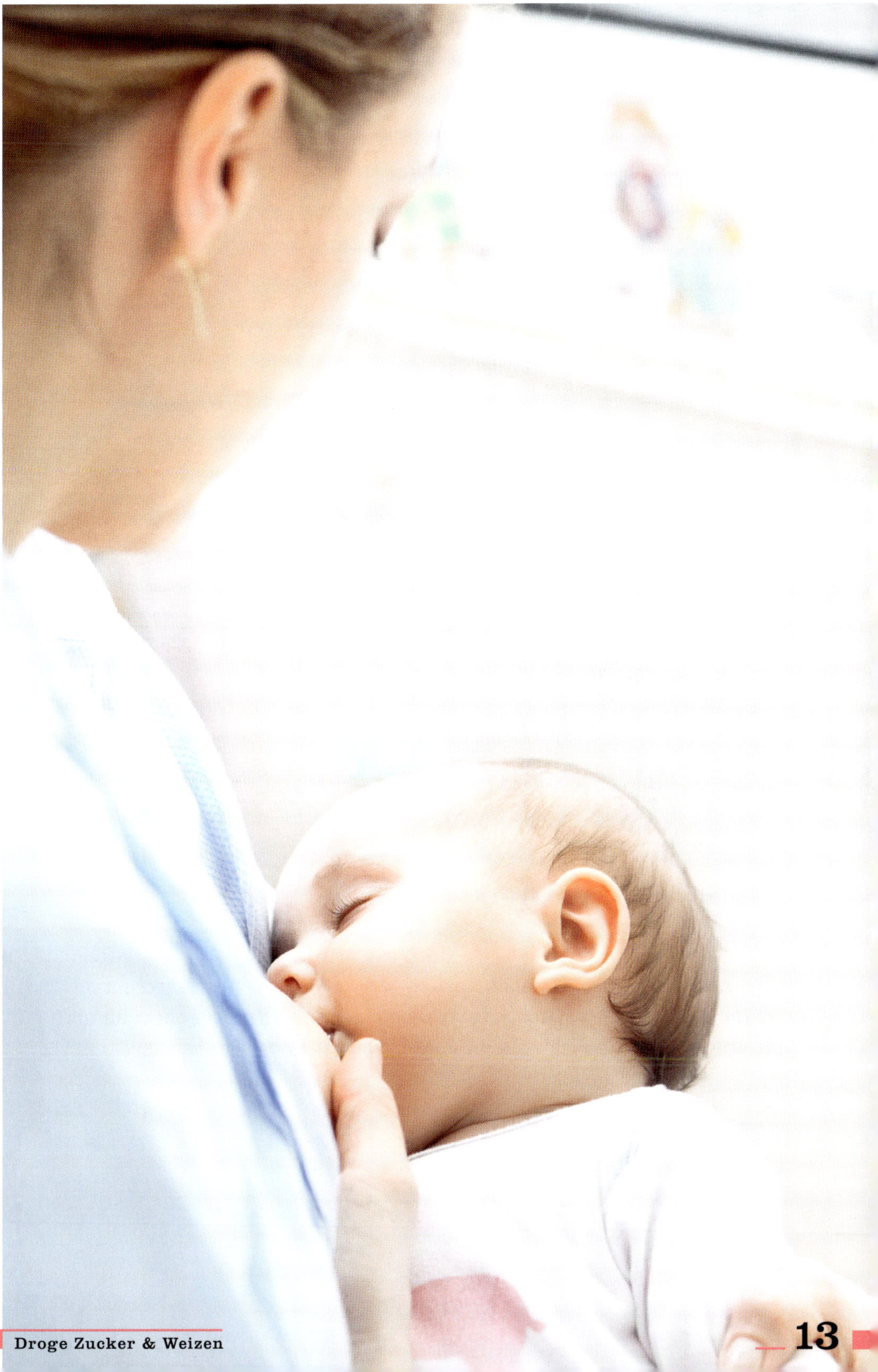

mit eine sehr hohen Energiedichte vor. Die natürliche und direkteste Süße finden wir seit jeher in sonnengereiften Früchten und im Honig.

Die Geschmacksrichtungen bitter, stark salzig, sauer und scharf werden von Kindern anfangs abgelehnt und das aus gutem Grund. Viele giftige Pflanzen schmecken bitter, in der Natur bedeutet es also häufig: Gefahr! Und der saure Geschmack weist meist darauf hin, dass etwas noch nicht reif oder bereits verdorben ist.

Geschmacksprägungen beginnen im Mutterleib

Geschmacks- und Geruchssinn entwickeln sich beim Fötus bereits im Mutterleib, das Essverhalten der Mutter während der Schwangerschaft prägt bereits früh kulinarische Vorlieben. Ab dem dritten Monat nimmt das ungeborene Kind den Geschmack des Fruchtwassers wahr, die Wissenschaft nennt das In-utero-Programmierung. Die Vorliebe für umami und süß beginnt beim Stillen. Umami sind die Proteine der Muttermilch, die Süße kommt vom Milchzucker. Die emotionale Koppelung der erfahrenen Nestwärme mit diesen Geschmäckern macht gestillte Babys auch im späteren Leben noch ganz besonders empfänglich dafür.

Zur ohnehin von der Natur vorgegebenen Präferenz kommen mittlerweile auch Prägungen durch industriell hergestellte Nahrung. Bereits im 19. Jahrhundert wurde eine Suppe für Säuglinge auf den Markt gebracht, später ein mit Kondensmilch und anderen Zusatzstoffen versetztes Pulver. Heute ist Baby-Flaschennahrung ein hochkomplexes Hightech-Produkt aus dem Labor. Man versucht, die Zusammensetzung der Muttermilch weitestgehend nachzuahmen und reichert die Produkte gerne mit Zusätzen – allen voran Zucker und Aromastoffen – an. Muttermilch hat, durch die Nahrung der Mutter, jedoch immer noch eine wesentlich differenziertere Geschmackszusammensetzung als Flaschenmilch. Gestillte Kinder stehen daher vielfältigen Geschmäckern im Regelfall aufgeschlossener gegenüber als Flaschenkinder.

Sogenannte Pre-Start- oder 1-er-Nahrung wird bereits unmittelbar nach der Geburt verabreicht: Das darin enthaltene Eiweiß aus Kuhmilch wird dem Eiweiß der Muttermilch angepasst. Als Kohlenhydrat enthält diese Nahrung wie Muttermilch ausschließlich Milchzucker, zusätzlich aber bereits glutenfreie Stärke. Sie darf auch Zuckerarten wie Maltose, Maltodextrine oder Glukosesirup enthalten. Dass Eltern nicht immer gleich erkennen können, wenn ihr Baby bereits mit Zucker gemästet wird, hängt auch mit den vielen unterschiedlichen Namen und Bezeichnungen von Zucker ab. Für Babys nach dem sechsten bzw. zehnten Lebensmonat gibt es im Handel sogenannte 2-er- bzw. 3-er-Nahrung. Sie ist der Muttermilch nicht mehr ganz so ähnlich und darf neben verschiedenen Zuckerarten auch künstliche Aromen enthalten. Damit werden schon im zarten Babyalter Geschmacksvorlieben programmiert, die der Lebensmittelindustrie später satte Umsatzzahlen garantieren.

Dass die von der Natur vorgesehene Muttermilch die beste Nahrung für Säuglinge ist, belegen inzwischen viele Studien. Man weiß, dass gestillte Babys statistisch gesehen gesünder sind, zum Beispiel weniger oft an Diabetes erkranken oder seltener an Allergien, Nahrungsmittelunverträglichkeiten oder Darmproblemen leiden. Stillen schützt vor Übergewicht, stärkt Kiefer und Zähne und spielt eine Schlüsselrolle beim Aufbau einer gesunden Darmflora. Dass Stillen auch die emotionale Verbindung von Mutter und Kind stärkt und auf die Normalisierung des Stoffwechsels der Mutter einen positiven Effekt hat, sollte nicht unerwähnt bleiben. Unterschiedliche Gründe zwingen aber viele Frauen, auf das Angebot der Industrie zurückzugreifen.

Mere-Exposure-Effect, spezifische sensorische Sättigung und Neophobie

Viele Gerichte lieben wir, weil wir sie schon als Kind regelmäßig gegessen haben. Man nennt das den Effekt des bloßen Kontakts (Mere-Exposure-Effect). Kindern sollten also möglichst oft gesunde Lebensmittel angeboten werden, dann werden sie diese später auch gerne essen. Damit unser Körper aber mit unterschiedlichen Nährstoffen versorgt wird, hat die Natur das Prinzip der spezifischen sensorischen Sättigung vorgesehen: Nach dem Verzehr einer Speise kann kurzfristig eine Ablehnung dagegen entstehen, was verhindert, dass man ständig das Gleiche isst. Bei

Kindern verläuft dieser Prozess allerdings wesentlich langsamer als bei Erwachsenen, sie können oft tagelang nach ein und demselben Gericht verlangen. Die Kombination aus spezifischer sensorischer Sättigung und Mere-Exposure-Effect sorgt evolutionär für eine gewinnbringende Kombination: maximale Lebensmittelsicherheit und minimales Mangelerscheinungsrisiko.

Wenn Kinder Lebensmittel ablehnen, geben Eltern oft viel zu schnell auf. Bei Zwei- bis Sechsjährigen erreicht die Neophobie, die Aversion gegen unbekannte Speisen, ihren Höhenpunkt. Dann nimmt sie nach und nach wieder ab und stabilisiert sich im Normalfall im Erwachsenenalter. Es heißt, einem Kind muss 10- bis 20-mal ein neues Lebensmittel angeboten werden, bis es zugreift!

Achten Sie also auf ein vielfältiges und breites Angebot für Ihre Kinder, sonst fördern Sie ein einseitiges Essverhalten, das dem Zucker und hochkalorischen Lebensmitteln wie Brot und Nudeln rasch den Vortritt lässt.

Die – grausame – Kulturgeschichte des Zuckers

Dass zuckerhaltigen Kohlenhydraten im Laufe der Geschichte eine besondere Bedeutung zukommen sollte, ist bei unserer angeborenen Vorliebe für den süßen Geschmack eigentlich nicht verwunderlich. Dass aber gerade jener Geschmack, der von Natur aus für Sicherheit und Geborgenheit steht, eines der brutalsten und grausamsten Kapitel der Menschheitsgeschichte – die Sklaverei – mitgeprägt hat, ist ein Paradoxon mit wahrlich bitterem Beigeschmack!

Sidney W. Mintz zeigt in seinem Buch **Die süße Macht – Kulturgeschichte des Zuckers** den Werdegang des heute so beliebten Stoffes auf. Persien und Indien sind vermutlich die ursprüngliche Heimat der Zuckergewinnung. Kultiviert wurde Zuckerrohr allerdings erst ab 500 n. Chr. Rund um die Jahrtausendwende führten schließlich die Araber das Zuckerrohr im größeren Stil ein, der äußerst arbeitsintensive Zuckerrohranbau verbreitete sich über die Mittelmeerinseln bis nach Spanien. Der Auf- und Ausbau einer Zuckerrohrindustrie auf den atlantischen

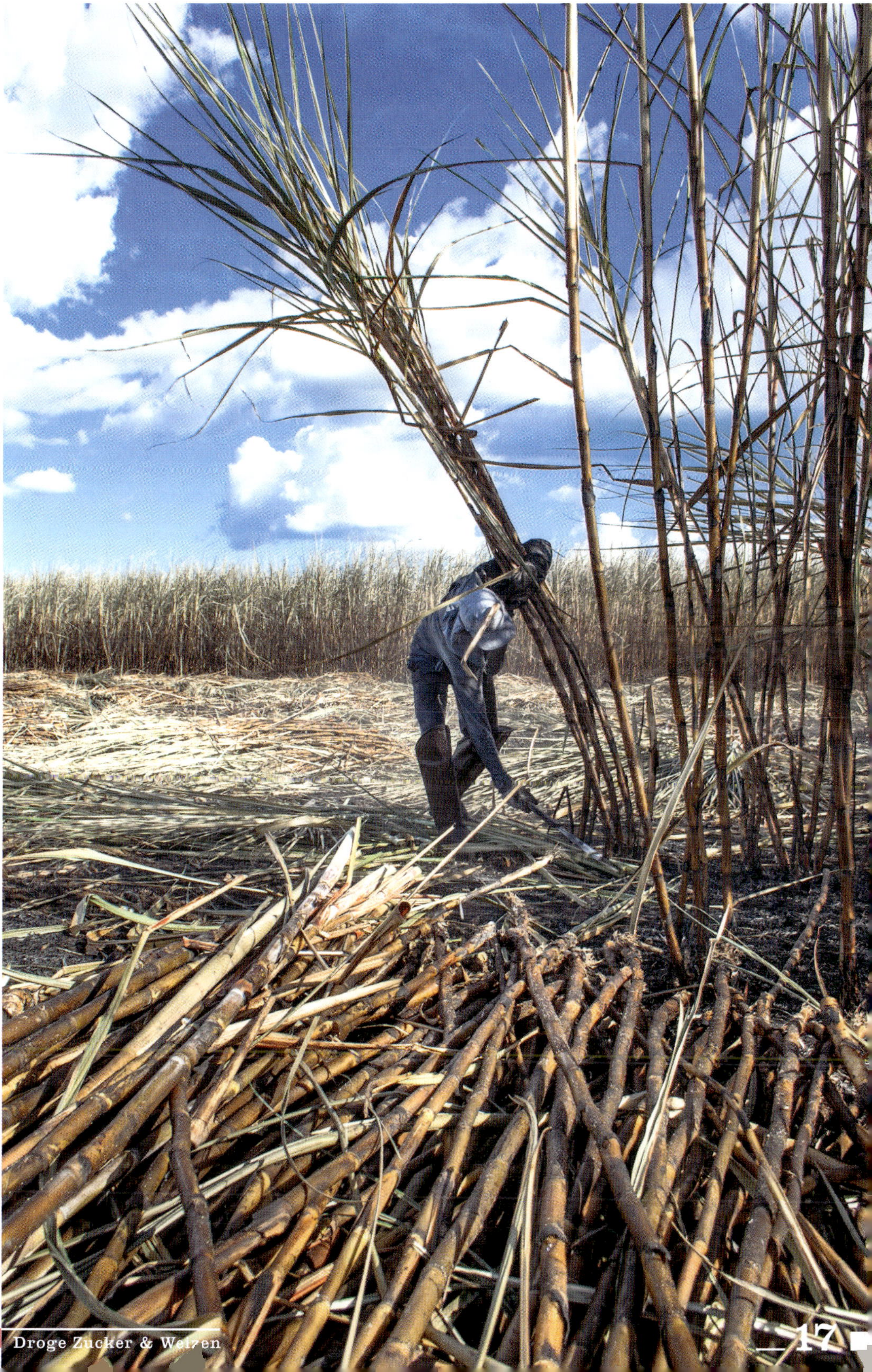

Inseln läutete dann langsam, aber sicher den Niedergang der frühen mediterranen Zuckerindustrie ein. Schon bald wurde die Zuckerproduktion auch in die Neue Welt gebracht: in die Karibik, nach Mittel- und Südamerika. Europäische Kolonialmächte erschufen mit Hilfe blutiger Sklavenarbeit eine Industrie, die auf vielen Ebenen noch weit über ihre Ära hinaus Spuren hinterließ.

Im 17. Jahrhundert entwickelte sich der sogenannte transatlantische Dreieckshandel. Aus Mittel- und Südamerika wurden Tabak, Gold und Zucker per Schiff nach Europa gebracht. Dort wurden unter anderem Waffen und Branntwein geladen und in Afrika an die Machthaber verkauft. Im Gegenzug florierte der Menschenhandel für die kolonialisierten Länder. Obwohl viele dieser Menschen die Reise nicht überstanden, rechnete sich das Geschäft für die Kolonialmächte, die lange Zeit mit großen wirtschaftlichen Gewinnen ausstiegen. Unzählige Sklaven litten an Mangelerscheinungen und Unterernährung, es war teurer, sie gut zu verpflegen, als regelmäßig für Nachschub zu sorgen. Bei Arbeitszeiten von bis zu 18 Stunden am Tag wurden diese Menschen auf unvorstellbare Art und Weise ausgebeutet, viele starben früh. In Europa führten diese ausbeuterischen Systeme unter anderem dazu, dass der Zucker billiger wurde und nicht mehr als privilegiertes Luxusgut für die Reichen diente.

Zucker als Medizin

Arabische Schriften aus dem 10. bis 14. Jahrhundert berichten, dass Zucker bereits in dieser Zeit eine wichtige Rolle bei der Herstellung von Arzneimitteln spielte. Im 11. Jahrhundert verfasste der griechische Arzt Simeon Seth Notizen über den Zucker als Heilmittel, der Leibarzt des byzantinischen Kaisers empfahl den süßen Stoff gegen Fieber. Im Laufe der Zeit wurde Zucker auch gegen Reizhusten, Schmerzen in der Brust, aufgesprungene Lippen und Magenerkrankungen verabreicht. In England kam er im 13. Jahrhundert als tonisierendes Medikament zum Einsatz.

Im 15. Jahrhundert hinterfragte Paracelsus, der bekannteste Arzt seiner Zeit, zwar bereits den medizinischen Nutzen des Zuckers, schätze jedoch seine Eigenschaft als Konservierungsmittel. Der berühmte Botaniker und Arzt Hieronymus Bock bemerkte 1539 in seinem Kräuterbuch, Zucker sei eher eine Extravaganz für die Reichen als ein Heilmittel. Vor einem übermäßigen Zuckerkonsum warnten aber auch andere europäische Schriften des 16. Jahrhunderts: Zucker mache die Zähne schwarz und faulig. In Europa verlor der süße Stoff aber erst im 19. Jahrhundert weitgehend seine Bedeutung als Medizin.

Zucker als Konservierungsmittel, Süßstoff und Massenartikel

Schon im 15. Jahrhundert, möglicherweise auch früher, konservierte man Lebensmittel mit Zucker: Sirupe, kandierte Früchte, Marmeladen oder andere Spezialitäten wurden damit haltbar gemacht. Mit dem Import der Genussmittel Tee, Kaffee und Kakao nach Europa wurde der süße Stoff verstärkt nachgefragt. In den 1650er-Jahren öffneten in London die ersten Kaffeehäuser ihre Pforten, bald danach auch in Wien. Zucker gewann weiter an Bedeutung – als Zutat für die immer beliebter werdenden, von Natur aus eigentlich bitteren alkoholfreien Getränke.

Im 18. Jahrhundert entstanden die ersten Zuckerbäckereien, statt Brot wurde nun oft Süßes gegessen. Durch eine massive Senkung der Zuckerpreise im 19. Jahrhundert und den Beginn der Produktion von Fruchtkonserven wurde Zucker schließlich zum Massenartikel und nahm verstärkt Einzug in die Haushalte.

Zucker aus Zuckerrüben

Bis ins 18. Jahrhundert wurde der in Europa konsumierte Zucker ausschließlich aus Zuckerrohr hergestellt, die Zuckerindustrie in den Kolonialländern boomte. Erst 1747 entdeckte der Berliner Apotheker Andreas Sigismund Marggraf den Zucker in der Runkelrübe. Sein Schüler Franz Carl Achard züchtete aus dieser Rübe die heute bekannte Zuckerrübe und entwickelte eine Technologie zur profitablen Zuckergewinnung. Anfang des 19. Jahrhunderts kam es in Schlesien zur Eröffnung der ersten Zuckerfabrik der Welt. Wegen einer Blockade der englischen Handelswege durch Napoleon wurde dem massenweisen Konsum von Rohrzucker auf dem europäischen Kontinent dann endgültig ein Ende gesetzt. Bis heute wird der Zuckerbedarf in Europa vorrangig durch Rübenzucker gedeckt.

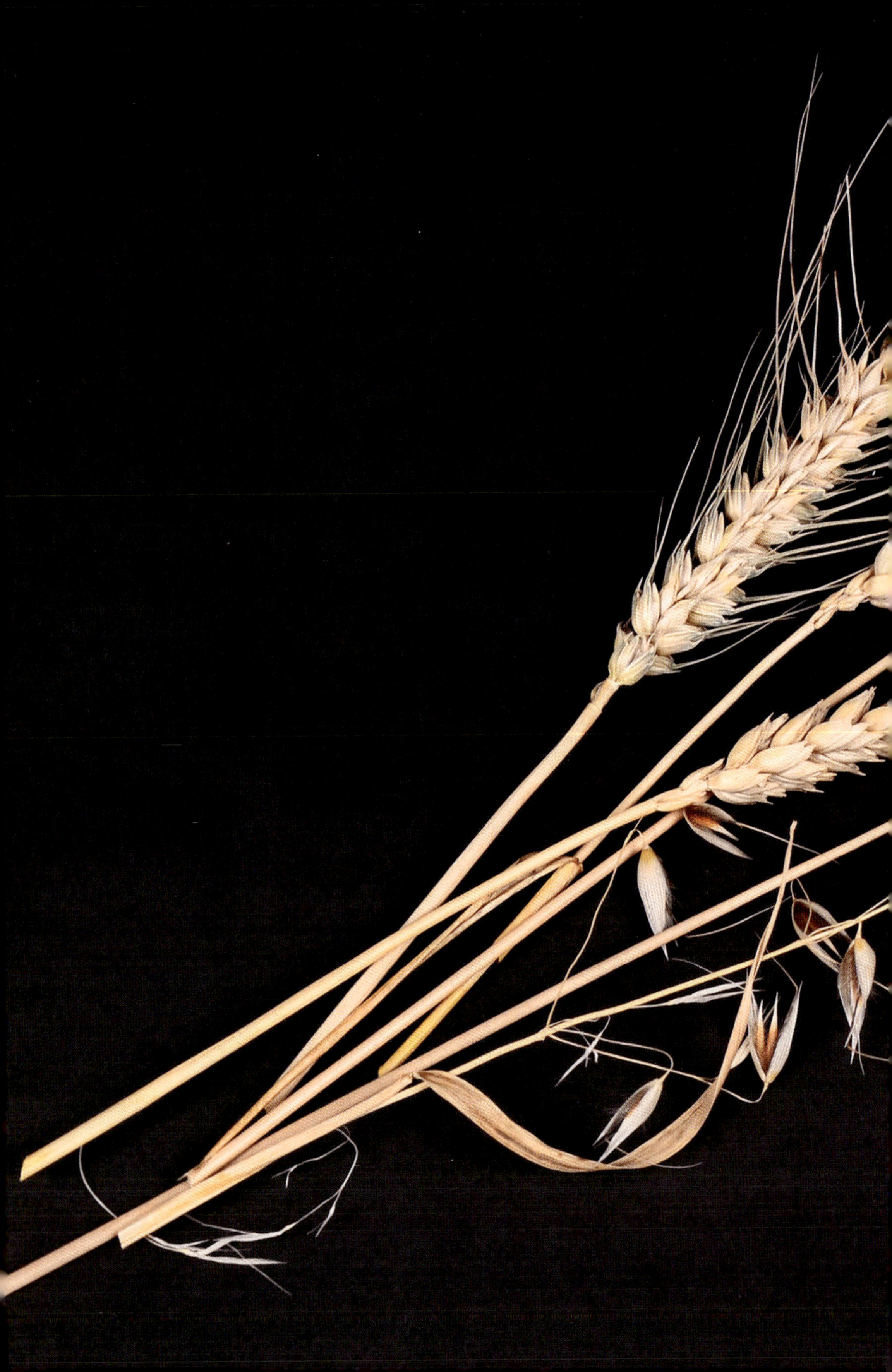

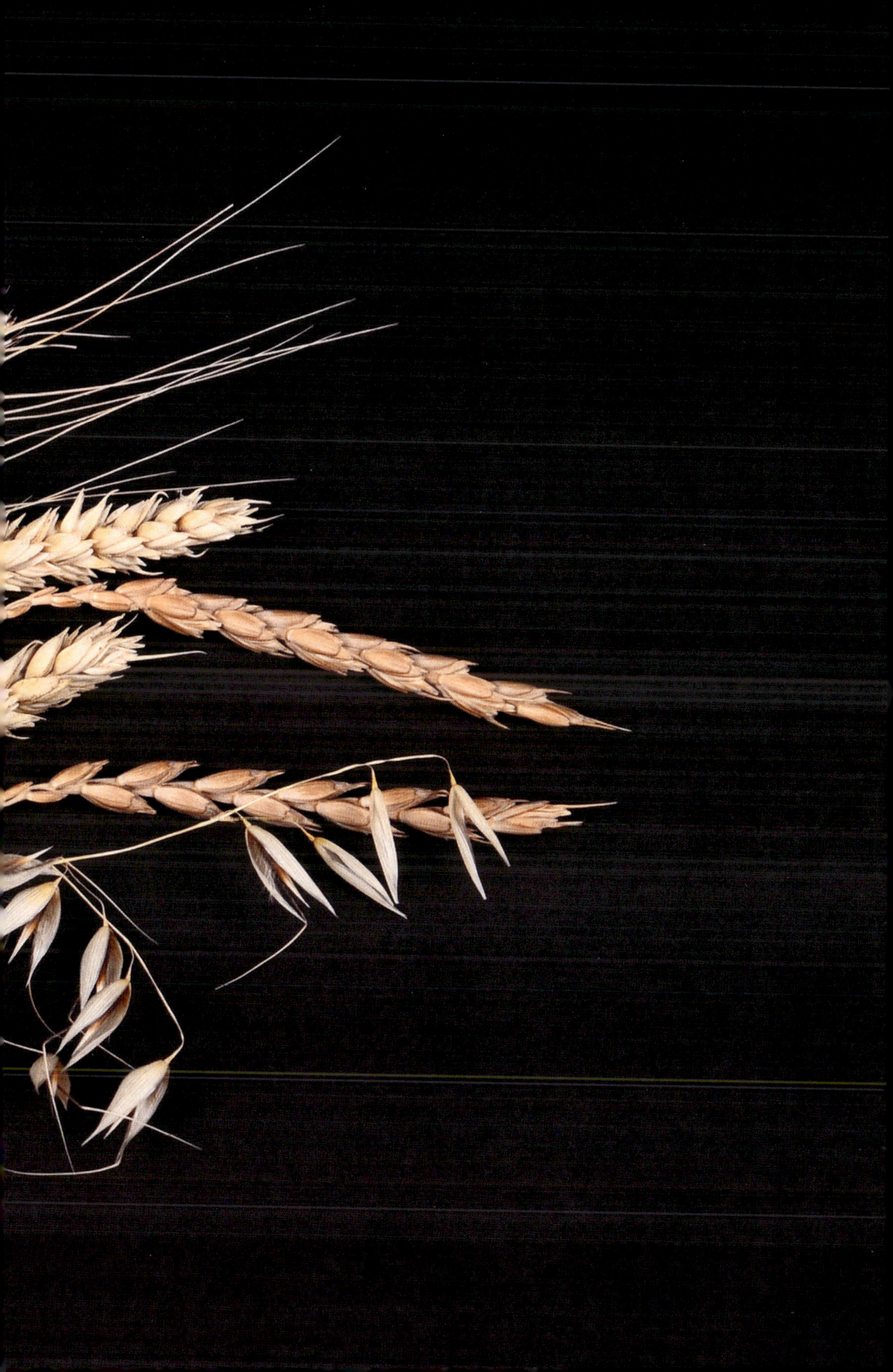

Der Weizen

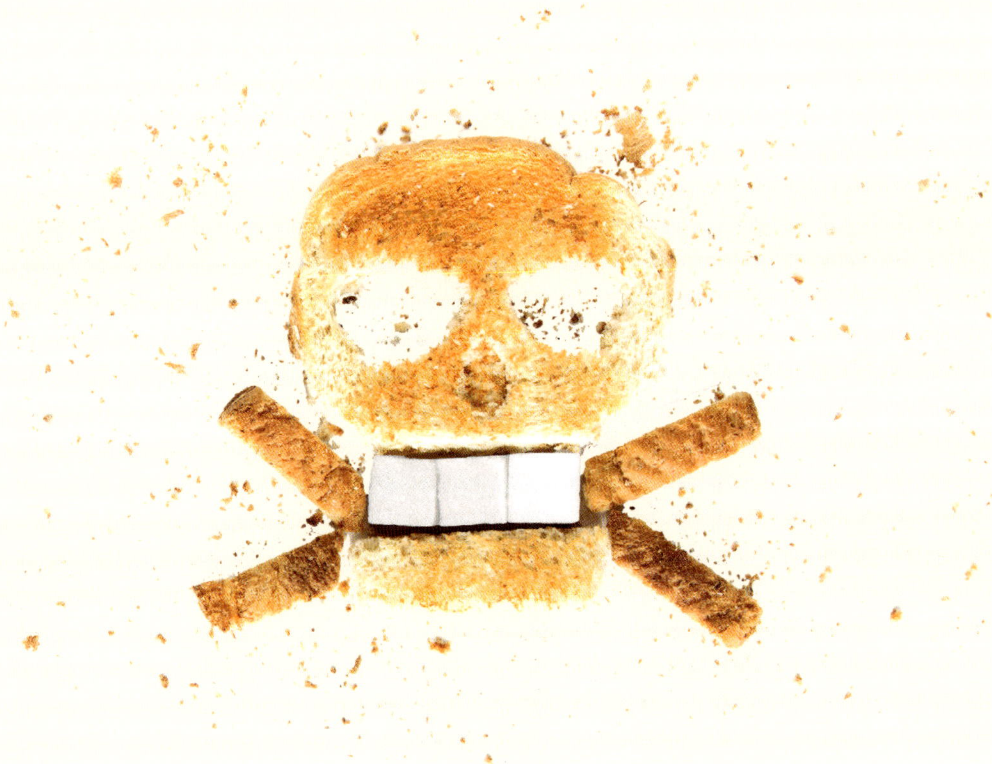

Zur Systematik des Weizens

Wer sich heute in einer Bäckerei oder in der Backwarenabteilung eines Supermarktes umsieht, wird fast ausschließlich Produkte aus hochgezüchtetem, oft auch ausgemahlenem Weichweizen entdecken. Es mutet an, als gäbe es auf der Welt kein anderes Getreide mehr: Wer von Getreide spricht, meint meist Weizen, auch Vollkornprodukte sind häufig Weizen-Vollkornprodukte.

Ein Süßgras aus dem Nahen Osten entwickelt sich

Eigentlich ist Weizen ein Sammelbegriff für unterschiedliche, aus dem Nahen Osten stammende Triticum-Arten, zu denen neben dem bekanntesten und verbreitetsten Vertreter, dem Weichweizen, auch Dinkel, Emmer und Einkorn gezählt werden. Sie gehören zur Pflanzenart der Süßgräser, die Früchte werden botanisch als einsamige Schließfrüchte bezeichnet. Heute ist mit Weizen aber gemeinhin eine Weichweizensorte gemeint bzw. der in großem Stil angebaute, den Anforderungen der Industrie entsprechende Hochleistungsweizen. Weichweizen ist freidreschend, das heißt er muss nicht mühsam vom Spelz befreit werden, um genießbar zu sein.

Beim Nacktgetreide, dem sogenannten freidreschenden Getreide, fallen die Körner nach dem Dreschen speisefähig aus den Ähren oder Rispen – ganz ohne Spelzen. Weich- und Hartweizen, Nackthafer und -gerste, Roggen und Triticale (eine Kreuzung zwischen Weizen und Roggen) gehören zu dieser Art.

Spelzgetreide wie Einkorn, Emmer, Dinkel, Gerste, Hafer, Hirse und Reis muss nach dem Dreschen von den zum Teil fest anliegenden Spelzen befreit werden. Die Spelzen lassen sich unterscheiden in Vor-, Deck- und Hüllspelzen – die Bezeichnung Hüllspelzen alleine wäre somit zu wenig, da nicht nur diese entfernt werden müssen, sondern auch die Vor- und Deckspelzen.

Triticum-Arten können nach der Chromosomenzahl in drei Gruppen eingeteilt werden:

- die Einkornreihe mit 14 Chromosomen (diploider Weizen), dazu gehört das Einkorn (**Triticum monococcum**)
- die Emmerreihe mit 28 Chromosomen (tetraploider Weizen), dazu gehören Emmer (**Triticum dicoccum**), Hartweizen (**Triticum durum**), Khorasanweizen (**Triticum turanicum**; zum Beispiel die Marke Kamut®)
- die Dinkelreihe mit 42 Chromosomen (hexaploider Weizen), dazu gehören Dinkel (**Triticum spelta**) und Weichweizen (**Triticum aestivum**)

Die heute angebauten Weizensorten sind Nachkommen des Weichweizens. Dieser ist eine recht junge Züchtung aus einer natürlichen Kreuzung zwischen Emmer und dem Ziegengras Aegilops tauschii. Ein direkter wilder Vorfahre, also eine hexaploide Wildform, ist nicht bekannt.

Was hat den Menschen dazu bewegt, in den Lauf der Natur einzugreifen und eine Vielzahl an Weichweizensorten zu züchten? In erster Linie wohl der Wunsch, möglichst viele Körner ernten zu können, die sich als resistent gegenüber Krankheiten, Schädlingen und Klimaschwankungen erweisen. Außerdem sollten die Halme durch die Last des Kornkörpers nicht abknicken, sodass die Körner auf den Boden fallen und verderben. Um den Bedingungen der Backindustrie gerecht zu werden, wollte man auch die Zusammensetzung des Klebereiweißes verändern. Der Eiweißanteil beträgt durchschnittlich 10 bis 14 Prozent des Weizenkornes. Das Protein setzt sich etwa aus 75 Prozent Gluten (Glutenine und Gliadine) und 25 Prozent Albuminen und Globulinen zusammen. Dieses Verhältnis ist durch Züchtung nicht wirklich anders geworden. Was zum Teil verändert wurde, ist die Frequenz bestimmter Glutenin- bzw. Gliadin-Untereinheiten.

Genau diese Veränderung könnte auch die Ursache für die steigende Gluten- und Weizenunverträglichkeit sein. Aus Sicht der beiden Bestsellerautoren Julien Venesson (**Wie der Weizen uns vergiftet**) und Dr. David Perlmutter (**Dumm wie Brot**) ist gerade das stärkere Klebereiweiß der Grund dafür, dass wir immer mehr Verdauungsprobleme haben und häufiger an chronischen Leiden wie Diabetes erkranken (siehe auch Seite 36).

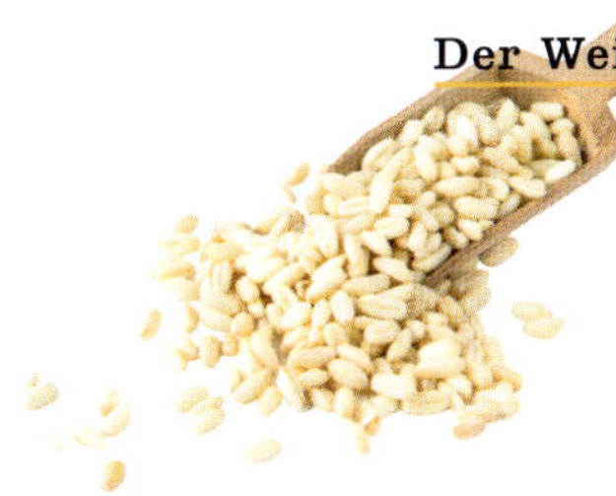

Im Bereich Saatzucht wird heute immer noch intensiv geforscht: Man will die Reifephasen des Korns straffen und eine Verkürzung der Halme erreichen, damit die Pflanze mehr Kraft für den Aufbau der Körnerfrucht aufbringen kann. Auch soll der Weizen gegen alte und neue Krankheiten resistent gemacht werden – unter anderen um den Pestizideinsatz zu reduzieren.

Weizen ist neben Mais und Reis das am häufigsten angebaute Getreide. Die wichtigsten Anbauländer sind China, Indien, die USA, Russland, Frankreich, Kanada, Deutschland und Pakistan. 2013 wurden laut FAO, der Ernährungs- und Landwirtschaftsorganisation der Vereinten Nationen, 713 Millionen Tonnen Weizen auf 219 Millionen Hektar produziert – aus Deutschland kamen davon 25 Millionen Tonnen.

Die Geschichte des Weizens und warum wir so viel Weizen essen

Bereits vor rund zwei Millionen Jahren bereicherten die Menschen ihre Nahrung mit Kohlenhydraten, indem sie Wildsamen aßen. Vor etwa 12.000 Jahren wurden Jäger und Sammler allmählich sesshaft und fingen an, Ackerbau zu betreiben. Je nach Klima und Region wurden andere Pflanzengattungen angepflanzt – zum Beispiel Reis in Asien, Mais in Amerika oder Hirse in Afrika.

Die ersten kultivierten, aus ihren Wildarten entstandenen Getreidearten waren Einkorn, Emmer und Gerste. Sie wurden im Vorderen Orient, im sogenannten fruchtbaren Halbmond, bereits vor über 10.000 Jahren angebaut. Europäische Nacktweizenfunde datiert man auf 7800 bzw. 5200 v. Chr., sie stammen aus dem westmediterranen Raum.

Neben der Gerste ist der Weizen also die älteste Getreideart, die von uns Menschen kultiviert wird. Seinen Durchbruch erreichte er schon im 11. Jahrhundert – als Weißbrot in Mode kam: Weizen und Dinkel, ein enger Verwandter des Weizens, waren bestens geeignet, um Brot daraus zu backen. In Deutschland wird der Weichweizen allerdings erst seit den 1960er-Jahren bevorzugt für die Brotherstellung angebaut, wodurch der Roggen in diesen Breiten als Hauptbrotgetreide abgelöst wurde.

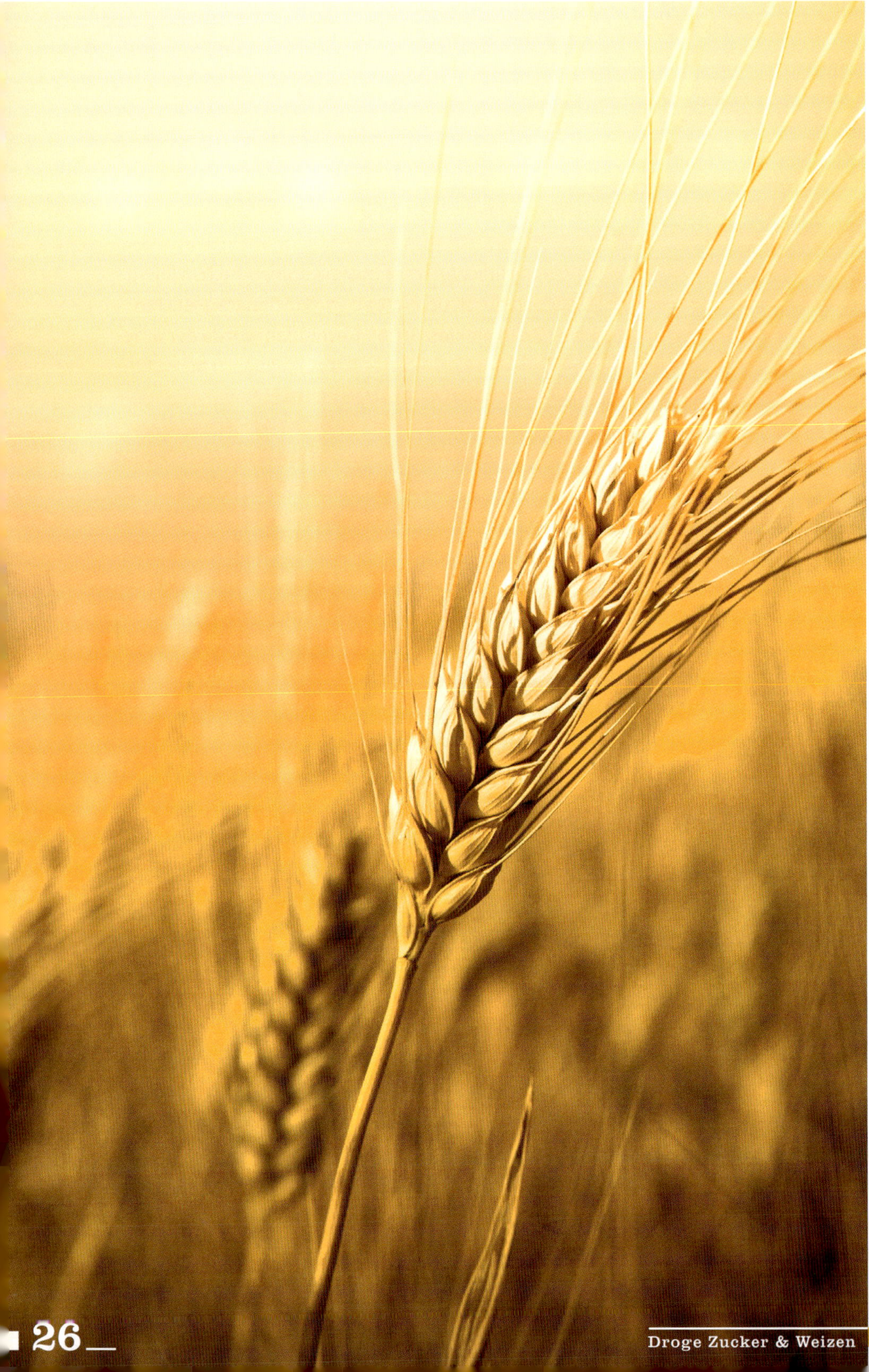

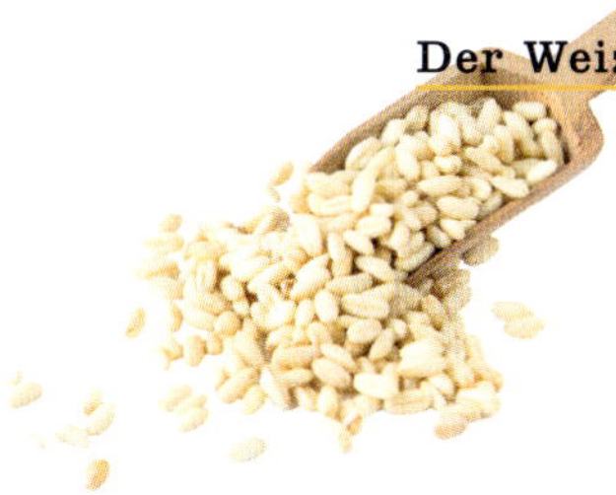

(Hochgezüchteter) Weizen gegen den Welthunger – die grüne Revolution

In den 1960er-Jahren sollte die Landwirtschaft in asiatischen, aber auch in lateinamerikanischen Entwicklungsländern durch den Anbau von Hochertragssorten angekurbelt werden. Im Rahmen des Projektes Grüne Revolution wurde der amerikanische Agrarwissenschaftler Norman Borlaug beauftragt, eine ertragreiche und krankheitsresistente Weizensorte zu entwickeln, deren Halme eine größere Ausbeute auch verkraften könnten. Borlaug züchtete mehr als 50 Halbzwergweizensorten, die einen bis zu dreimal höheren Ertrag als die Ausgangssorten lieferten, nicht so leicht einknickten und keine lange Reifezeit benötigten. Im Jahre 1970 erhielt der Wissenschaftler für seine Arbeit den Friedensnobelpreis: Er hatte dazu beigetragen, Millionen Menschen vor dem Hungertod zu retten!

Hochertragssorten hatten also ihren Siegeszug angetreten. Bis zum Jahr 2000 wurden in über 100 Ländern der Erde rund 8000 Sorten Weizen, Reis, Mais, Hirse, Gerste, Bohnen, Linsen, Erdnüsse, Kartoffeln und Maniok zugelassen. Die weltweiten Erträge konnten damit um das Dreifache gesteigert werden, Kindersterblichkeit und Mangelernährungsraten gingen drastisch zurück. Der Welthunger konnte, hauptsächlich aufgrund des exponentiellen Wachstums der Weltbevölkerung, aber bei Weitem nicht gestillt werden.

Leider hatte die Grüne Revolution dort, wo sie so viel Gutes bewirkte, auch negative Auswirkungen: Der erhöhte Pestizideinsatz verursachte enorme Umweltschäden, große Grundwassermengen wurden verbraucht, die Böden versalzten und durch die Verdrängung ursprünglicher Pflanzen wurde die Artenvielfalt dezimiert.

Was macht den Weichweizen nun so populär?

Durch die Verwendung von Hochleistungssorten, den Einsatz von Kunstdünger und Pflanzenschutzmitteln konnte der Weizenertrag auf bis zu 100 Dezitonnen pro Hektar gesteigert werden. Emmer, Einkorn und Dinkel bringen nur etwa halb so viel Ertrag bei einem wesentlich größeren Arbeitsaufwand, was diese Getreidearten für den konventionellen Anbau uninteressant macht. Dinkel wird in letzter Zeit allerdings verstärkt nachgefragt, wahrscheinlich aufgrund seines guten Rufes, unter anderem durch die wieder populäre Hildegard von Bingen. Mittels Einkreuzen von Weichweizen wird er nun ebenfalls in Richtung Industrie optimiert, etwa 80 Prozent des in Deutschland angebauten Dinkels sind bereits Dinkel-Weizen-Kreuzungen. In Österreich wird in der biologischen Landwirtschaft noch größtenteils reiner Dinkel kultiviert. Viel zum Siegeszug des Weichweizens hat auch seine Vielseitigkeit beigetragen: Aus den Samenkörnern gewinnt man Mehlqualitäten, die sowohl für Brot als auch für Feinbackwaren geeignet sind.

Von wertvoller Pflanzenvielfalt zur monopolistischen Weltherrschaft – und ein sanfter Weg zurück

Früher war es in der Landwirtschaft üblich, einen Teil der Ernte einzubehalten und im darauffolgenden Jahr wieder auszusäen, man nannte das Kreislaufwirtschaft. Diese Tradition machte es möglich, Pflanzensorten an Boden und Klima des jeweiligen Hofes anzupassen. Im Laufe der Zeit entstand so eine große Vielfalt an Kulturpflanzen. Im letzten Jahrhundert sind laut Schätzungen der WHO allerdings

Hybride sind Pflanzensorten, die aus zwei Inzucht-Stammlinien gezüchtet werden und in der Regel höhere Erträge bringen. Dieses Ertragsplus verschwindet bei Weitervermehrung jedoch, da die Nachkommenschaft sehr uneinheitlich ist – was für den Bauern wieder enorme Nachteile mit sich bringt.

Mächtige Konzerne wie Monsanto, Pioneer bzw. DuPont, Syngeta & Co vertreiben nahezu ausschließlich Hybridsaatgut, machen Bauern dadurch langfristig abhängig von ihren Produkten und sichern sich damit kompromisslos und nachhaltig vor allem ihren eigenen Profit.

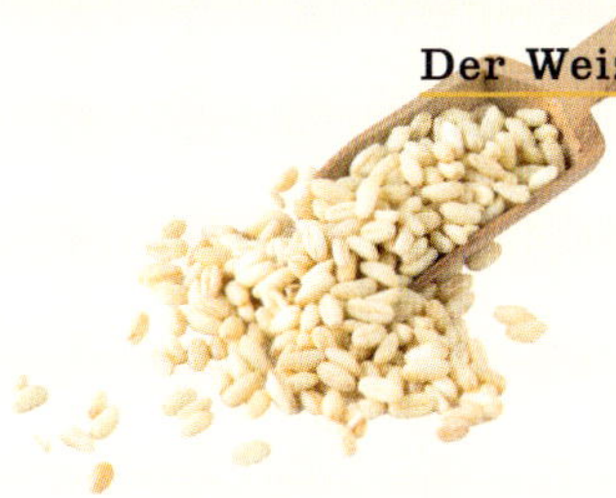

rund 75 Prozent der Arten verloren gegangen. Ein Grund dafür ist sicher die Entwicklung der Hochleistungssorten, ein weiterer die Dominanz einiger weniger Saatguthändler am Weltmarkt – die bereits erwähnten Monsanto, DuPont und Syngenta kontrollieren mittlerweile rund 50 Prozent des Weltmarktes. Alle drei sind Agrarchemiekonzerne, die mit ihrem Hybridsaatgut Pestizide und Düngemittel quasi im Kombipack verkaufen und ihre Umsätze auf diese Art und Weise in schwindelerregende Höhen katapultieren.

2008 startete die EU durch den Entwurf einer Saatgutverordnung den Versuch, europaweite Richtlinien für den Verkauf von Saatgut zu definieren. Die von der Industrie vermarkteten Sorten wären zur einzig möglichen Variante geworden und hätten alte Gemüse-, Getreide- und Obstsorten damit komplett vom Markt verdrängt. Etwa 900.000 Menschen unterzeichneten Petitionen gegen die geplante Verordnung und im März 2014 wurde sie vom EU-Parlament abgelehnt.

Staatlich finanzierte Genbanken und gemeinnützige Vereine in Österreich und Deutschland (Arche Noah, Global 2000, Verein zur Erhaltung der Nutzpflanzenvielfalt e. V., Kultursaat e. V.) sorgen heute mit ihren Aktivitäten, Vermehrungs- und Schaugärten dafür, dass alte Sorten erhalten und für uns als Verbraucher/innen verfügbar bleiben. Besonders nachgefragt sind zum Beispiel Pseudogetreide-Arten wie Amarant, Buchweizen und Quinoa oder glutenfreie Getreidealternativen. Auch die schon in der Steinzeit angebauten Einkorn, Emmer und Gerste gewinnen wieder an Popularität.

In den letzten Jahren wird eigenes Getreide und Gemüse nicht nur am Land, sondern auch in den Städten angebaut. Der Trend heißt Urban Gardening und sorgt für rote Tomaten, bunte Chilis und das satte Grün von Basilikum & Co in Balkonkisten, Hochbeeten und Gemeinschaftsgärten. Die Zahl der Menschen, die Alternativen zur Massenproduktion suchen, steigt, ein Umdenken ist zum Glück im Kommen. Ob jedoch auch die Wirtschaft umdenken wird, das sei zumindest in Frage gestellt.

Zucker und Weizen – eine tödliche Kombination

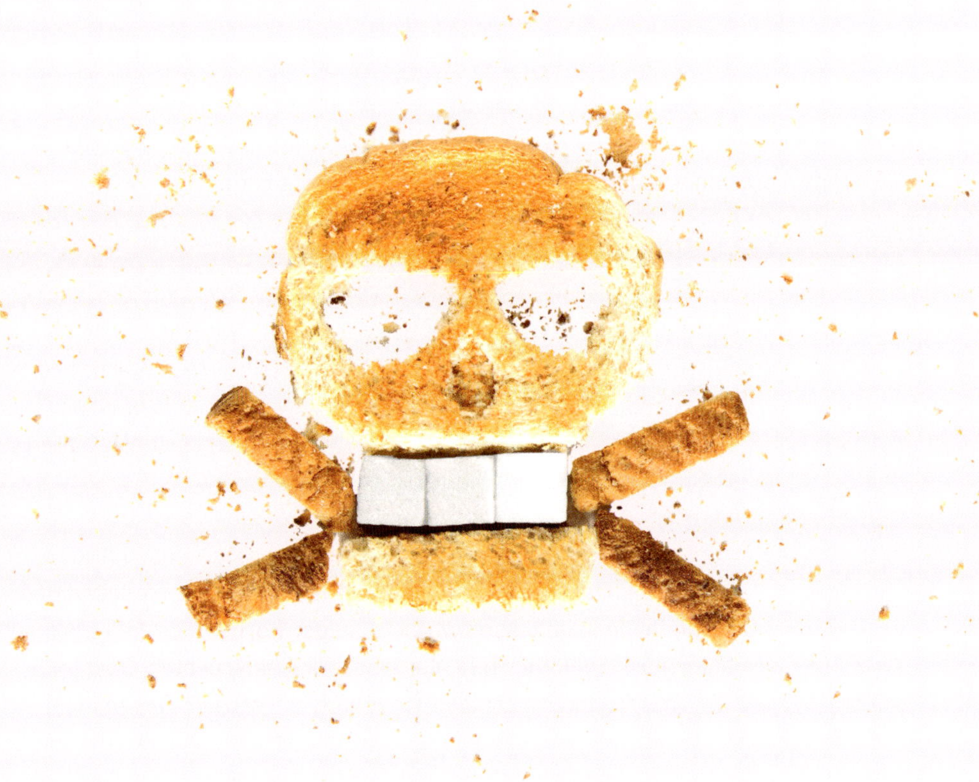

Purer Zucker, vor allem Haushaltszucker, und Weißmehlprodukte gehen direkt ins Blut. Nimmt man eine Kombination aus beiden zu sich, oft mehrmals täglich und das über Jahre hinweg, kann man sich das Szenario ausmalen: Der Blutzucker ist ständig erhöht, die Bauspeicheldrüse überfordert, bei empfindlichen Personen sorgt das Gluten für einen Dauerstress im Darm. Und all das hat oft bittere Folgen: Wir werden krank.

Zucker als Krankheitsverursacher

Unser Wohlstand bedingt, dass wir tendenziell mehr Energie aufnehmen, als wir verbrauchen, auch und gerade in Form von Zucker. 2012 betrug der Pro-Kopf-Verbrauch an Haushaltszucker in Deutschland 88 Gramm, in Österreich sogar 102 Gramm pro Tag – sagt das Statistik-Portal de.statista.com.

Die Deutsche Gesellschaft für Ernährung (DGE) und die WHO empfehlen, dass der tägliche Zuckerkonsum nicht mehr als zehn Prozent der Gesamtenergie ausmachen soll. Das entspricht etwa 50 Gramm Zucker pro Tag für Frauen und 65 Gramm für Männer. Ergebnis unseres großen Zuckerkonsums sind unterschiedlichste Erkrankungen und eine Schwächung des Immunsystems: Zucker ist ein wesentlicher Faktor bei der Entstehung der sogenannten Zivilisationskrankheiten.

Die Droge Zucker

Für Fachgesellschaften wie die DGE bildet Zucker mit anderen Genussmitteln wie Alkohol oder Kaffee die Spitze der Ernährungspyramide und sollte nur selten und wenn, dann in kleinen Mengen genossen werden. Da der Körper die zum Leben notwendigen Kohlenhydrate aus Getreide, Kartoffeln, Hülsenfrüchten, Obst und Gemüse bezieht, ist Fabrikzucker nicht lebensnotwendig – ganz im Gegenteil: Er ist zur Gänze entbehrlich. Doch wer kennt ihn nicht, den Heißhunger, der uns dazu treibt, eine ganze Tafel Schokolade auf einmal hinunterzuschlingen?

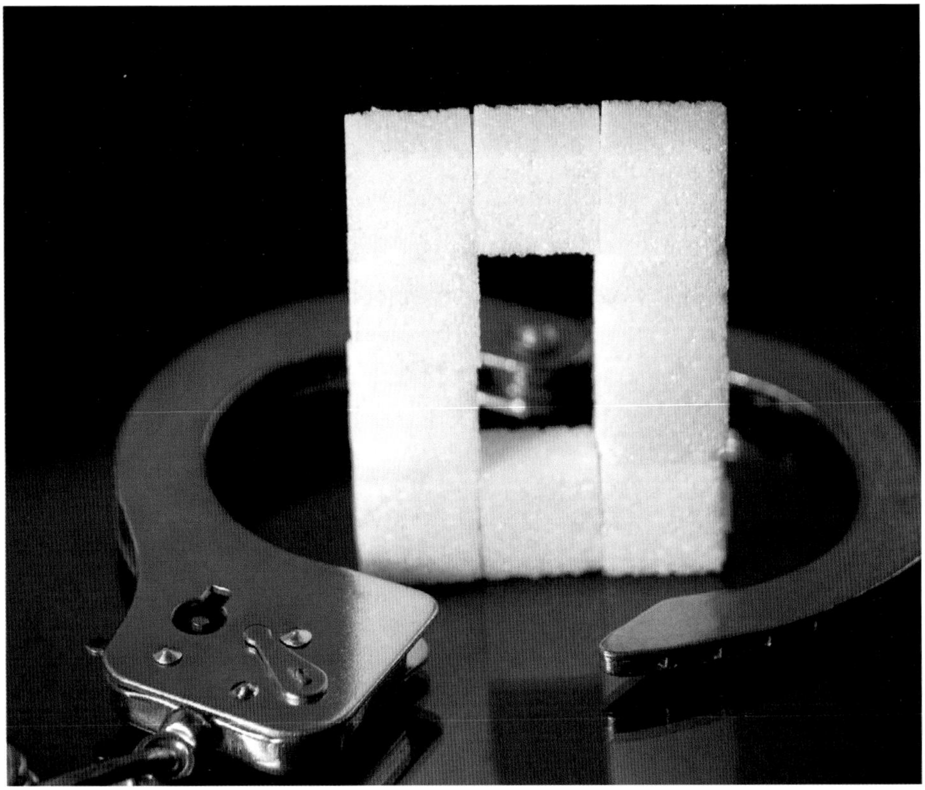

Tierversuche haben gezeigt, dass Zucker im Gehirn wie eine Droge wirkt. Forscher der Princeton University in New Jersey, USA, konnten nachweisen, dass Ratten nach einem Zuckerstopp unter Entzugserscheinungen und Angstzuständen litten: Beim Verzehr von Zucker werden im Gehirn körpereigene Opioide ausgeschüttet, die denen von Drogen gleichen und im Belohnungszentrum des Gehirns ein Wohlgefühl auslösen. Opioide haben morphinähnliche Eigenschaften und können beruhigend, betäubend, schmerzstillend und entspannend wirken und sind in der Lage, das Gehirn zu verändern. Sinkt das Glücksgefühl, muss man bald erneut nach einem zuckerhaltigen Snack greifen.

In **Zucker, der heimliche Killer** berichten die Autoren auch über den Anstieg des Dopaminspiegels beim Verzehr von Süßigkeiten. Dopamin löst Gefühle wie Lust, Freude und Glück aus, fördert die Aufmerksamkeit und stärkt unsere

Antriebskraft: Diese positive Erfahrung wollen wir immer wieder machen. Am höchsten ist die Dopaminkonzentration im Gehirn kurz vor einem Genuss, nach dem ersten Schluck oder Biss sinkt sie jedoch sofort wieder ab – dann möchte man erneut zugreifen. So kann eine Sucht entstehen, das Gehirn wird sozusagen neu programmiert, die Sucht regelrecht erlernt.

Last but not least trägt, so die Autoren von **Zucker, der heimliche Killer**, noch ein weiteres Hormon und Neurotransmitter zu unserer Vorliebe für den Süßgeschmack bei – das Serotonin. Es beeinflusst unter anderem unseren Schlaf-Wach-Rhythmus, unser Sexualleben, Dinge wie Appetit und Angst. Bei einem ausreichend hohen Serotoninspiegel sind wir gut gelaunt und zufrieden, schlafen nachts tief und fest. Je niedriger der Serotoninspiegel, desto mieser ist jedoch unsere Stimmung, desto weniger leistungsfähig sind wir. Außerdem neigen wir bei einem niedrigen Serotoninspiegel eher dazu, eine Sucht zu entwickeln.

Vorstufe von Serotonin ist die Aminosäure Tryptophan. Sie kommt in bestimmten Gemüsesorten, in Walnüssen und auch in Kakao in größeren Mengen vor. Bevor daraus Serotonin gebildet werden kann, muss diese Aminosäure allerdings erst in unser Gehirn geschleust werden. Dabei muss sie die Blut-Hirn-Schranke überwinden, wozu sie einen bestimmten Transporter benötigt. Tryptophan konkurriert in diesem Schritt mit anderen, bevorzugt transportierten Aminosäuren. Zucker kann die Situation jedoch anders aussehen lassen. Er veranlasst, dass die Bauchspeicheldrüse Insulin ausschüttet, um den Blutzucker zu senken – was wiederum den Aminosäuren dabei hilft, in die Muskeln zu gelangen. Das Tryptophan kann nun konkurrenzlos mit Hilfe der Transporter ins Gehirn geschleust werden, wo es zu Serotonin umgewandelt wird. Somit kann ein Glas Milch mit Honig durchaus einmal in den Schlaf helfen oder ein Stück Schokolade die Laune verbessern – auf Dauer bewirkt ein zu hoher Zuckerkonsum jedoch ein Absinken des Tryptophanspiegels im Blut. Das kann auf der einen Seite zur Entwicklung einer Insulinresistenz führen, auf der anderen Seite zu einer abschwächenden Wirkung des Serotonins als Wohlfühlhormon. Der Serotoninspiegel sinkt, das Verlangen nach Zucker wird noch stärker – und schon ist ein Teufelskreis entstanden.

Große Zuckermengen und ein Rattenschwanz an Krankheiten

Resultat eines übermäßigen Zuckerkonsums ist ein gestörter Fettstoffwechsel, der sich in einer erhöhten Fetteinlagerung im Körper manifestiert.

Wenn laufend zuckerreiche Lebensmittel konsumiert werden, ist der Insulinspiegel im Blut dauerhaft erhöht (siehe Kapitel **Diabetes**, Seite 36), das fördert Entzündungsprozesse im Körper und kann Blutgefäße, Nervenzellen und Zellmembranen schädigen. Insulin blockiert auch den Fettabbau, wodurch Depotfette nicht zur Energieversorgung genutzt werden können.

Zusammen mit den AGEs (Advanced Glycation Endproducts), die entstehen, wenn Zucker mit Proteinen wie etwa beim Grillen über 120 Grad Celsius erhitzt wird, führt freier Zucker zu Zuckerverschmierungen im Körper, zum Beispiel an Bindestellen für Zellmembranen, Blutgefäßen etc. Das kann zur Entstehung von Herzinfarkt, Fettleber, Schmerz- und Gefäßerkrankungen etc. beitragen.

Außerdem verursacht einfacher Zucker (Saccharose, Fruktose) oxidativen Stress, der noch aggressiver wirkt als die AGE. Der Körper versucht, mit Hilfe des Schlafhormons Melatonin und des roten Blutfarbstoffes Hämoglobin, diesen abzufangen: Denn nimmt der Stresszustand Überhand, können ihm Bauchspeicheldrüse, Gehirn und Blutgefäße nicht standhalten, es kommt zu Blutarmut, Schlafstörungen, Aminosäure- und Mineralstoffmängel. Man sieht also: Zucker macht nicht nur dick, er begünstigt auch die Entstehung vieler anderer Zivilisationskrankheiten.

Übergewicht und Fettsucht

Eng mit der Körperfettmasse korreliert der Body-Mass-Index (BMI, Körpergewicht pro Körpergröße^2, also kg/m^2). Bei einem BMI zwischen 18,5 und 25 kg/m^2 liegt Normalgewicht vor, ein BMI von mehr als 25 kg/m^2 bedeutet Übergewicht, ein BMI von mehr als 30 kg/m^2 Fettsucht (Adipositas). Als Indikator für den Anteil an Körperfett und dessen Verteilung werden auch der Bauch- bzw. Taillenumfang und das Verhältnis zwischen Taillenumfang und Körpergröße (Waist-to-Hip-Ratio – WHR)

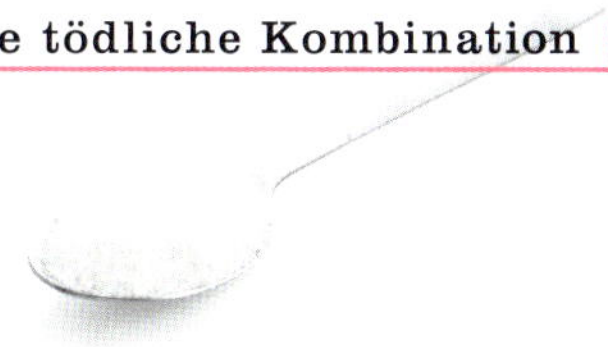

herangezogen. Das Fettgewebe um den Bauch ist deshalb gefährlich, da eine große Menge an Speicherfett um die inneren Organe zu immunschädigenden und entzündlichen Prozessen führen kann. Frauen mit einem Taillenumfang von mehr als 80 cm und Männern mit mehr als 94 cm haben ein erhöhtes Risiko für Diabetes Mellitus Typ 2, koronare Herzerkrankungen oder Schlaganfall. Die Waist-to-Hip-Ratio sollte bei Männern kleiner als 1,0 und bei Frauen kleiner als 0,85 sein. Adipositas ist mittlerweile in vielen Gegenden der Erde ein immer größeres Problem. Neben der genetischen Disposition, seelischen Faktoren und bestimmten Krankheiten wie einer Schilddrüsenunterfunktion, dem Cushing-Syndrom oder Gehirntumoren werden Bewegungsarmut und Nahrungsüberfluss, vor allem aber ein chronisch erhöhter Zuckerkonsum für seine Entstehung verantwortlich gemacht. Aus gesundheitlichen Gründen und nicht nur der Optik wegen ist es immer sinnvoll, Übergewicht abzubauen. Um dem gefürchteten Jo-Jo-Effekt vorzubeugen, sollte man jedoch nicht auf Crashdiäten setzen, empfehlenswert ist es, Ernährungsexperten/innen zu konsultieren.

Zahngesundheit

Während vor tausend Jahren Karies nur bei Erwachsenen gefunden werden konnte, leidet heute schon jedes dritte Kind an dieser Zivilisationskrankheit – sie ist die am weitesten verbreitete chronische Erkrankung. Schuld daran ist: der Zucker! Die Karies verursachenden Bakterien wandeln ihn in Zahnschmelz schädigende Säure um. Das höchste Potenzial dafür hat Saccharose, dicht gefolgt von Fruktose und Glukose. Organische Säuren aus Früchten und Obstsäften können aus den Zähnen zudem wichtige Mineralstoffe herauslösen. Wer mehr als viermal am Tag zuckerhaltige Speisen bzw. täglich mehr als 60 Gramm Zucker konsumiert, hat ein sehr hohes Kariesrisiko. Der allgegenwärtigen Süße zu entkommen, ist aber nicht einfach, denn nahezu jedes verarbeitete Lebensmittel enthält Zucker: 100 Gramm Fruchtjoghurt beispielsweise bereits 12 bis 16 Gramm. Auf der Zutatenliste eines Produktes ist Süßes aber nicht immer als solches zu erkennen, versteckt es sich doch hinter Bezeichnungen wie Saccharose, Fruktose oder Fruktosesirup, Glukose oder Glukosesirup, Dextrose, Maltose, Laktose und vielen mehr.

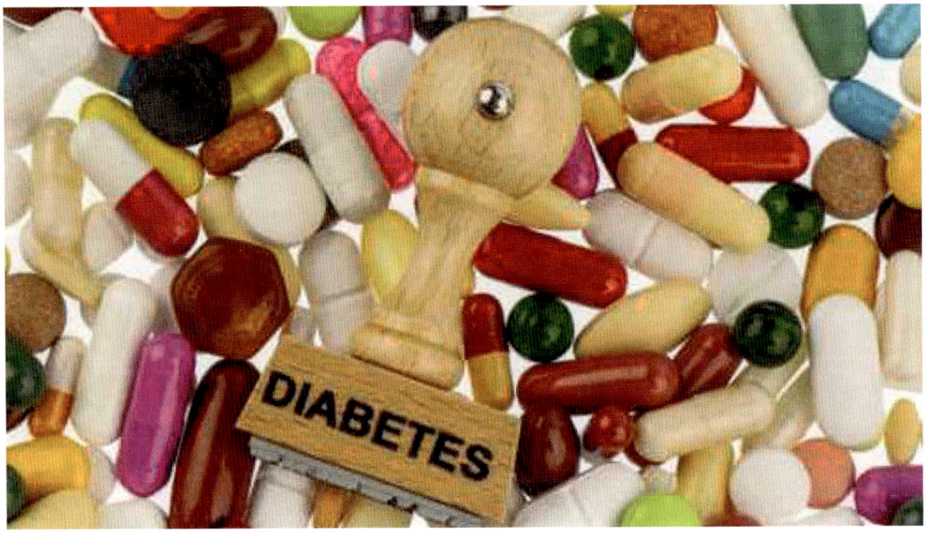

Diabetes mellitus (DM)

Weltweit sind heute rund 382 Millionen Menschen an Diabetes mellitus erkrankt (in den Achtzigerjahren waren es 153 Millionen), Tendenz steigend: Schätzungen zufolge sollen es 2030 etwa 439 Millionen sein. In Deutschland gibt es rund sechs Millionen, in Österreich rund 600.000 Diabetiker/innen. Die meisten von ihnen leiden an Diabetes Typ 2, die auch bei Kindern immer mehr im Vormarsch ist.

Laut den Leitlinien der Deutschen Diabetes Gesellschaft aus dem Jahr 2009 gibt es vier Formen von Diabetes mellitus, umgangssprachlich Zuckerkrankheit genannt: Diabetes Typ 1 (juveniler Diabetes), Diabetes Typ 2 (früher Altersdiabetes), andere spezifische Diabetesformen (Ursache kann zum Beispiel eine Erkrankung der Bauchspeicheldrüse sein oder die Einnahme von Medikamenten) und Gestationsdiabetes (Schwangerschaftsdiabetes). Eine chronische Hyperglykämie, Überzuckerung, ist allen Typen gemein.

Beim DM Typ 1 zerstört der Körper durch eine autoimmune Reaktion die Insulin produzierenden ß-Zellen der Bauchspeicheldrüse, es kommt zu einem Insulinmangel. Da die Blutglukose nur mit Hilfe von Insulin in die Zellen eingeschleust werden kann, muss dieses von außen zugeführt werden.

In direktem Zusammenhang mit unseren Ernährungsgewohnheiten steht Diabetes mellitus Typ 2: Die Erkrankung tritt meistens im Rahmen des sogenannten metabolischen Syndroms auf. Eine hochkalorische, zucker- oder fettreiche Ernährung und zu wenig Bewegung werden damit in Zusammenhang gebracht.

Beim metabolischen Syndrom, auch tödliches Quartett genannt, spielen vier Faktoren eine Rolle:

- bauchbetontes Übergewicht
- Kohlenhydratstoffwechselstörung
- Fettstoffwechselstörung
- erhöhter Blutdruck

Es ist keine Krankheit, wird aber als Risikofaktor für die Entstehung von Diabetes, Gefäß- und koronaren Herzerkrankungen angesehen.

Wie entsteht Diabetes?

Um den Blutzucker zu senken, wird die Bauchspeicheldrüse bei jeder kohlenhydratreichen Mahlzeit zur Insulinausschüttung aktiviert (siehe Kapitel **Was ist Zucker eigentlich?**, Seite 11). Ein Missverhältnis von Energiezufuhr und -verbrauch sowie ein chronisch hoher Insulinspiegel führen zur sogenannten Insulinresistenz. Das bedeutet, dass das Insulin eine verringerte Wirkung hat und der Treibstoff Zucker (Glukose) nicht oder nur in geringem Ausmaß in die Zelle aufgenommen wird. Die Zellen verarmen an Nährstoffen, vor allem an Glukose. Ein Teufelskreis beginnt: Der Körper reagiert mit einer gesteigerten Insulinproduktion, die Bauchspeicheldrüse läuft auf Hochtouren, bis sie nach einiger Zeit nicht mehr genug Insulin produzieren kann. Die Regulation des Blutzuckers muss somit von außen unterstützt werden. Wird der zu hohe Blutzucker nicht gesenkt, kann es zu schweren Schäden der Gefäße kommen.

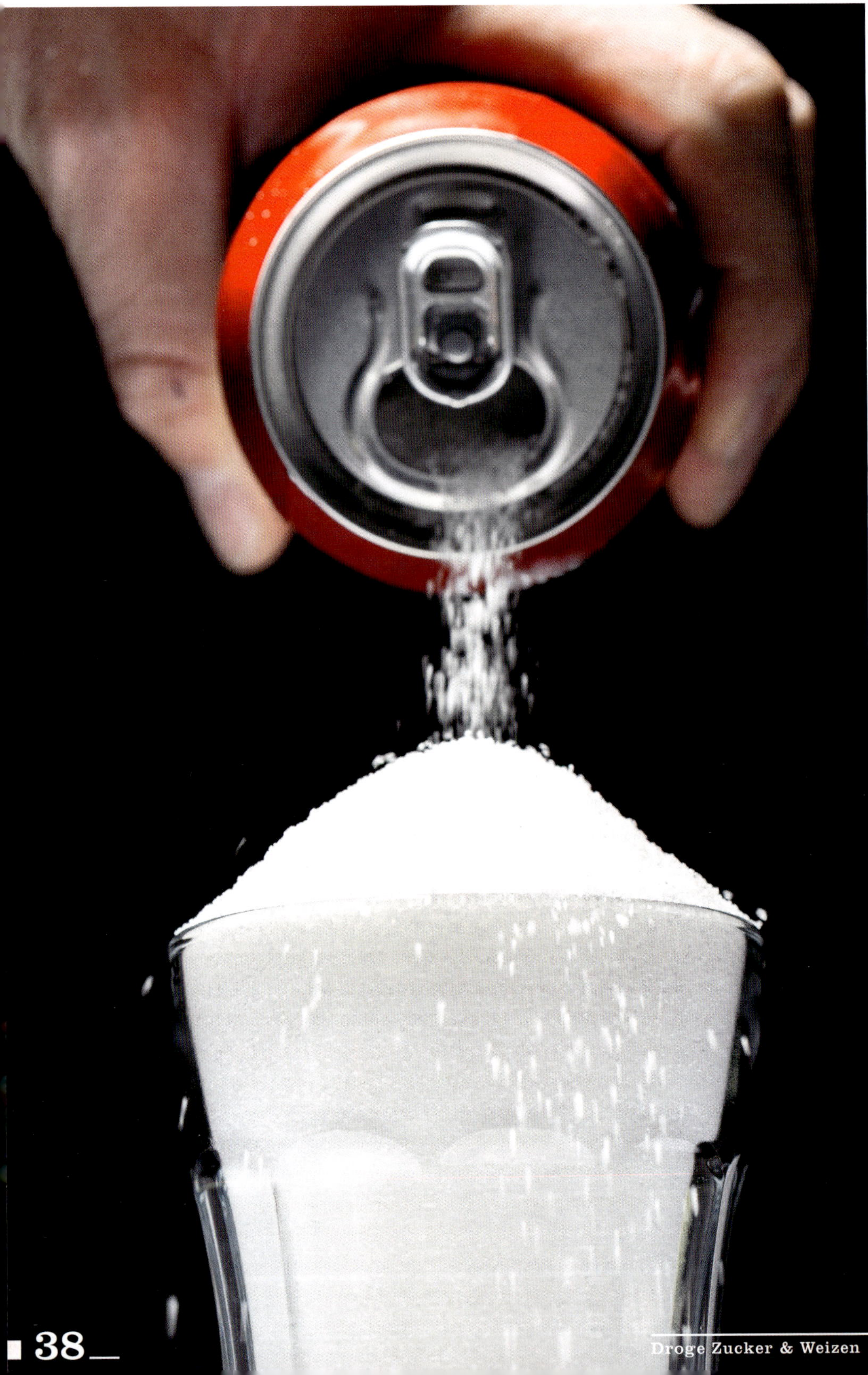

Diabetes-Behandlung

In der Schulmedizin wird dieser Diabetes-Typ primär medikamentös behandelt. Lebensstil-verändernde Maßnahmen werden zwar fallweise empfohlen, von den Betroffenen aber oft nur unzureichend umgesetzt. Dabei wären sie oft zielführender als der symptombekämpfende Konsum von Medikamenten. Wird Diabetes Typ 2 frühzeitig erkannt, kann mit einer Kombination aus Bewegungstherapie, Ernährungsumstellung und einer gezielten Gewichtsabnahme positiv gegengesteuert und eine medikamentöse Behandlung im Einzelfall sogar komplett vermieden werden. Fachgesellschaften empfehlen, zur Vorsorge den Konsum von Soft- und Energydrinks, Fruchtsäften, gezuckerten Eistees u. Ä. zu reduzieren bzw. einzustellen, da ein Zusammenhang zwischen zuckerhaltigen Getränken und der Entstehung von Übergewicht, Adipositas und Diabetes Typ 2 besteht.

Fettleber, Bluthochdruck und Herz-Kreislauf-Erkrankungen

Fruktose (vor allem High Fructose Corn Syrup – HFCS) wurde lange Zeit für Diabetiker/innen als Diätzucker empfohlen, da sie den Ruf hatte, gesund zu sein und den Blutzuckerspiegel nicht zu beeinflussen. Ein hoher Fruchtzuckerkonsum kann jedoch zu einer nichtalkoholischen Fettleber führen – einige mit Fruktose gesüßte Diabetesprodukte wurden deshalb vor Kurzem vom Markt genommen.

Im Rahmen einer Studie waren Versuchspersonen angehalten, eine Woche lang eine Diät mit hohem Fruktoseanteil zu sich nehmen. Es kam zu Vorstufen des Diabetes mellitus Typ 2, bei einem Drittel der Konsument/innen stiegen auch die Blutfette an, was wiederum die Entstehung von Fettstoffwechselstörungen begünstigen und das Risiko für Herzinfarkt und Schlaganfall erhöhen kann. Wissenschaftler/innen aus Denver kamen zu dem Ergebnis, dass eine tägliche Aufnahme von mehr als 74 Gramm Fruchtzucker (das entspricht 2,5 Softdrinks) das Risiko für Bluthochdruck maßgeblich steigert.

Entzündungen

Stille Entzündungen (silent inflammation) zeigen sich nicht über die herkömmlichen Erscheinungsformen einer Entzündung wie Rötung, Hitze, Schwellung. Auch über das Blutbild sind sie schwer zu erkennen, die Entzündungsmarker sind im oberen

Grenzbereich oder leicht über den Normwerten. Bleiben sie über Jahre unentdeckt, werden sie chronisch und können zur Entstehung von Zivilisationskrankheiten wie Übergewicht, Adipositas, Bluthochdruck, Arteriosklerose und Diabetes, zu beschleunigten Alterungsprozessen und wahrscheinlich auch Krebs und Alzheimer beitragen. Ursache ist der Lebensstil in den Industrieländern: Stress, Bewegungsmangel, Alkohol- und Nikotinkonsum sowie Fehlernährung, vor allem ein Zuviel an raffiniertem Zucker, minderwertigen Fetten und industriell verarbeiteten Lebensmitteln. Diagnostiziert werden können die stillen Entzündungsherde über bestimmte Blutwerte (C-reaktives Protein und High sensitive C-reaktives Protein).

In direktem Zusammenhang mit einem zu hohen Konsum an Industriezucker steht – wie in den vergangenen Kapiteln bereits erwähnt – die Entstehung einer Insulinresistenz: Werden vermehrt entzündungsfördernde Botenstoffe freigesetzt, drosselt Insulin deren Aktivität im Normalfall. Fehlt das Insulin aufgrund einer bestehenden Resistenz jedoch, kann man erhöhte Entzündungswerte feststellen.

Übergewicht und ein Bauchumfang von 102 cm bei Männern sowie 88 cm bei Frauen begünstigen eine stille Entzündung ebenfalls. Entzündungszellen gelangen von der Leber in den Blutkreislauf und schädigen die Blutgefäße, LDL-Cholesterin kann sich an den Gefäßwänden ablagern. Über das Blut gelangen die Entzündungszellen außerdem ins Herz und Gehirn, wo weitere Schäden angerichtet werden.

In Studien konnte gezeigt werden, dass ein niedrig gehaltener Blutzucker stille Entzündungen reduzieren kann, Lebensmittel mit einem niederen glykämischen Index bzw. einer niedrigen glykämischen Last sollten demnach bevorzugt werden.

Grundsätzlich soll eine antientzündliche Ernährung nach diesen Richtlinien erfolgen:

* kein Zucker und Weißmehl, keine Süßigkeiten,
* viel Obst und Gemüse, vor allem Zwiebel, Knoblauch und Kohlarten,
* gesunde Fette aus Kaltwasserfischen und hochwertigen, pflanzlichen Ölen mit einem hohen Gehalt an Omega-3-Fettsäuren,
* entzündungshemmende Kräuter wie Ingwer, Rosmarin, Kurkuma (Gelbwurz).

Regelmäßige Bewegung und eine gezielte Gewichtsreduktion wird ebenfalls empfohlen.

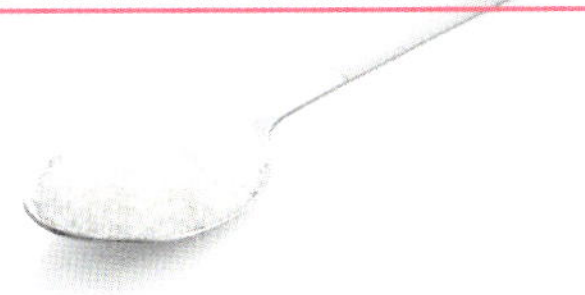

Welchen Einfluss hat Zucker auf das Säure-Basen-Gleichgewicht?

Um leistungsfähig und fit zu bleiben, brauchen wir einen konstanten Säure-Basen-Haushalt mit einem Blut-pH-Wert von 7,4 (+/– 0,05). Zur Regulation dieses Gleichgewichts dienen Puffersysteme im Körper. Bei Schwankungen kann es zu Störungen des Stofftransportes, der Tätigkeit von Enzymen und Hormonen, der Durchlässigkeit der Zellmembran und der Verteilung der Elektrolyte kommen. Eine Verschiebung des Säure-Basen-Gleichgewichtes in den sauren Bereich heißt Azidose, in den basischen Bereich Alkalose.

In alternativmedizinischen Kreisen ist man der Ansicht, dass ein chronischer Säureüberschuss in der Ernährung zu einer latenten Azidose führen kann (die Schulmedizin verneint das). Durch ständige geringe Verschiebungen des pH-Wertes zum Sauren ist die Pufferkapazität des Blutes bald erschöpft. Viel tierisches Eiweiß, Industriezucker und Weißmehl sollen zu diesen Verschiebungen führen und in weiterer Folge die Entstehung von chronischen Krankheiten wie Rheuma, Osteoporose und Gefäßerkrankungen begünstigen.

Unsere Nahrungsbestandteile können aufgrund ihrer Wirkung im Stoffwechsel in zwei Kategorien eingeteilt werden: sauer und basisch. Wobei das, was sauer schmeckt, nicht unbedingt säurebildend ist: eine Zitrone zum Beispiel wirkt auf den Stoffwechsel basisch.

Säurebildende Lebensmittel sind Milch- und Molkeprodukte, Käse, Getreideprodukte (auch Vollkorn), Fisch, Fleisch, Eier, Nüsse, Süßstoffe, Honig, Zucker, alternative Süßungsmittel wie zum Beispiel Ahornsirup, Agavendicksaft, Apfeldicksaft, Birnendicksaft, Melasse etc., Ketchup und Senf, Alkohol, schwarzer Kaffee, schwarzer Tee.

Basenbildend wirken Obst und Gemüse (Ausnahmen sind Knoblauch, Spargel, Artischocken, Rosenkohl), Sprossen und Keime, Salate, Mandeln und Samen, Gewürze, Pilze, Kräutertee.

Eine Nahrungsauswahl, die basischen Lebensmitteln den Vorzug gibt und Kräuter- und Früchtetees sowie viel Wasser inkludiert, ist eine gute Basis, um auf Dauer einer Übersäuerung vorzubeugen. Sogenannte Basenpulver, die organisch gebundene Mineralstoffe enthalten, können aus naturheilkundlicher Sicht diese Wirkung verstärken.

Candida – ein Pilz, der Zucker liebt

Unser Darm ist kein steriler Ort, sondern von einer Darmflora besiedelt, der viele Aufgaben in unserem Körper zugeschrieben werden. Sie beeinflusst unter anderem das Immunsystem, ist an der Vitaminverarbeitung beteiligt und unterstützt die Darmperistaltik.

In einem gesunden Darm leben Darmbakterien und Darmpilze im Gleichgewicht. Eine ausgewogene Darmflora unterdrückt das Überhandnehmen der Darmpilze, vor allem des Hefepilzes Candida albicans. Einerseits wird davon ausgegangen, dass bei einem gesunden Menschen eine zuckerhaltige Ernährung nicht ausreicht, um eine Candidose auszulösen und die Hauptursache dafür in einer Störung der Immunabwehr liegt. Andererseits wird der Ausbruch einer Pilzerkrankung durch zu viele Kohlenhydrate (vor allem Saccharose) diskutiert, die das Immunsystem schwächen. Fakt ist, dass eine regelmäßige Zufuhr von einfachen Kohlenhydraten, Kalzium und Zink die Vermehrung von Candida albicans begünstigt.

Zu Candidosen kann es im Darm, im Genitalbereich, im Mund- und Rachen-Raum, in der Augenschleimhaut, an Nägeln und Haut kommen. Eine Pilzerkrankung außerhalb des Darms hängt häufig mit einer Candidose des Darms zusammen. Kortison, Chemotherapeutika, Antibiotika oder andere Medikamenten, die die Darmflora stören, können die Ausbreitung des Hefepilzes begünstigen, ebenso chronische Erkrankungen wie Diabetes, AIDS oder eine Niereninsuffizienz, aber auch lang andauernde Stresszustände. Bei einer Medikamententherapie ist die gleichzeitige Einnahme probiotischer Nahrungsmittelergänzungen ratsam.

Darmpilze bevorzugen kurzkettige Kohlenhydrate (Saccharose) als Nahrungsmittel. Sie vergären diese zu Alkohol (Ethanol). Bei einem hohen Zuckeranteil in der

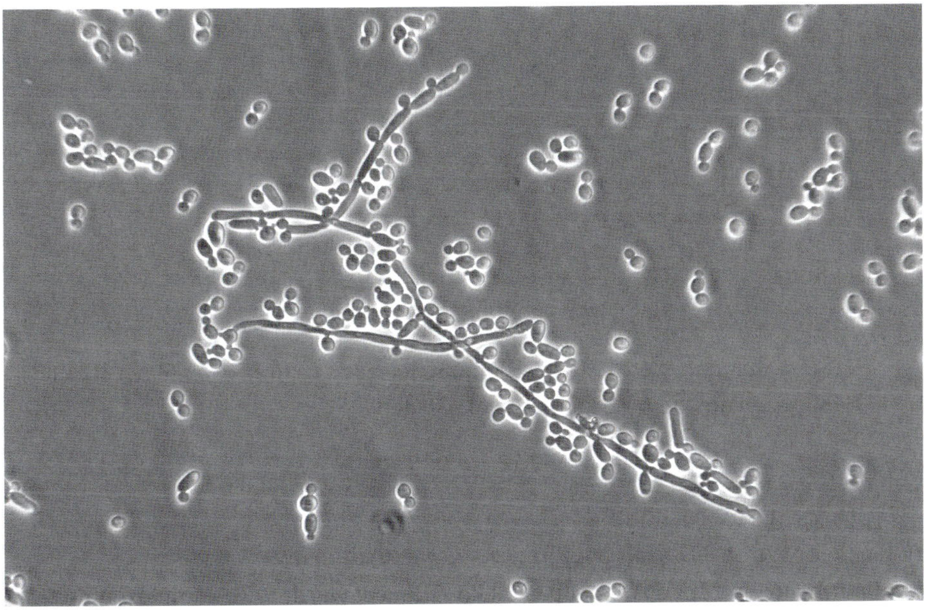

Ernährung können sie sich rasant vermehren und die Darmflora aus dem Gleichgewicht bringen, was sich durch einen Heißhunger auf zuckerhaltige Nahrungsmittel bemerkbar macht. Da die Hefen bei der Verstoffwechslung des Zuckers auch Kohlendioxid produzieren, kann es auch zu Symptomen wie Blähungen und Bauchschmerzen kommen.

Meist macht sich ein Pilzbefall jedoch anhand unspezifischer Symptome bemerkbar – Mundbläschen, Nasenverstopfung, häufige Blaseninfektionen, Brennen beim Wasserlassen, Impotenz und vaginaler Ausfluss, ständige Müdigkeit, Konzentrationsstörungen, Ekzeme, Kurzatmigkeit, Muskel- und Gelenkschmerzen, Pilzinfektionen wie Nagel- oder Fußpilz, weißliche Beläge in Mund und Rachen (auch Soor genannt) und vieles mehr. Er kann auch zu erhöhten Leberwerten führen.

Achtung: Wenn eine Antibiotikatherapie in der Schwangerschaft einen Candidabefall auslöst, kann der pilzgebildete Alkohol über die Nabelschnur zum Baby gelangen und dessen Entwicklung stören!

Aus naturheilkundlicher Sicht ist bei einer Candidose eine Anti-Pilz-Diät ratsam. Die Schulmedizin rät jedoch zu einer Therapie mit Antimykotika. Dabei ist aber Vorsicht geboten: Sterben die Hefen ab, zum Beispiel durch Antimykotika, können die in ihrem Organismus gespeicherten Schwermetalle schlagartig freigesetzt werden und zu Beschwerden wie Übelkeit, Erbrechen, Konzentrationsstörungen etc. führen. Hefen sollten daher aus naturheilkundlicher Sicht mit Hilfe von Mineralbädern und Heilpflanzen aus dem Körper geleitet werden.

Bei einer Anti-Pilz-Diät werden die Hefen durch den Verzicht auf Zucker ausgehungert bzw. geschwächt: Haushaltszucker, aber auch alternative Süßungsmittel wie Honig, Rübensirup, Dicksaft oder Rohrzucker enthalten unter anderem kurzkettige Kohlenhydrate und sollen deshalb nicht konsumiert werden. Zu komplexen Kohlenhydraten darf man jedoch greifen – das heißt, Vollkornprodukte, Hülsenfrüchte, Kartoffeln und viel Gemüse stehen auf dem Speiseplan. Die darin enthaltenen Ballaststoffe reinigen die Darmschleimhaut mechanisch – durch den Abrieb gelangen mehr Pilzzellen in den Stuhl und aus dem Körper. Außerdem regen die Ballaststoffe die Darmperistaltik an, wodurch es zu schnelleren Darmpassagezeiten kommt und die Hefen nicht mehr genügend Zeit zur Spaltung des Zuckers haben. Eine vollwertige Ernährung wie die Anti-Pilz-Diät hilft auch bei der Stärkung des Immunsystems und der körpereigenen Entgiftungsfunktionen.

Unterstützende Heilmittel aus der Naturheilkunde gegen Candida albicans sind vor allem Kokosöl, Oregano, Granatapfel, Grapefruitkernextrakt, Myrrhe und Schwarzkümmel. Sie können auch äußerlich angewendet werden.

Fruktoseintoleranz

Die intestinale, d. h. zum Darm gehörende Fruktoseunverträglichkeit ist eine im Laufe des Lebens erworbene Erkrankung. Diagnostiziert wird sie durch eine Darmspiegelung oder durch den H_2-Atemtest. Dabei nimmt der Patient in Wasser aufgelöste Fruktose zu sich. Bei einer Intoleranz wird der Stoff nicht oder nur zum Teil im Körper verwertet. Die Fruktose wird von Darmbakterien abgebaut, dabei wird Wasserstoff (H_2) freigesetzt, was in der Ausatemluft gemessen werden kann.

Man geht davon aus, dass das Transportsystem für Fruktose im Dünndarm (GLUT-5) defekt ist. Der Körper kann die Fruktose nicht in das Blut schleusen, sie gelangt vom Dünn- in den Dickdarm, wo die Darmbakterien aufgefressen und vergoren werden – dabei produzieren sie Wasserstoff, Kohlendioxid und kurzzeitige Fettsäuren. Es kommt zu Blähungen, Durchfällen, Übelkeit, Erbrechen und oft auch zu unspezifischen Symptomen wie Müdigkeit, Konzentrationsschwäche, Schwindel, Schlafstörungen oder Depressionen. Füttern wir bei einer bestehenden Fruktoseintoleranz unsere Bakterien mit Fruchtzucker, dehnt sich der Darm durch die starke Gasentwicklung stark aus und die Schleimhautfalte zwischen Dünn- und Dickdarm schließt sich nicht mehr. Der Inhalt des Dickdarmes kann in den Dünndarm zurückfließen – die Bakterien mischen sich und reagieren mit Entzündungsreaktionen aufeinander.

Fruktose in der Nahrung zu vermeiden ist nicht immer einfach. Der Bösewicht **High Fructose Corn Sirup** wird häufig hochverarbeiteten Nahrungsmitteln zugesetzt, auch unter dem Namen Fruktose-Glukose-Sirup. Schlecht vertragen wird bei einer Fruktoseintoleranz übrigens auch Sorbit. Die Fruktoseintoleranz tritt häufig gemeinsam mit der Laktoseintoleranz auf.

Laktoseintoleranz

Rund ein Fünftel der Deutschen und Österreicher hat Probleme bei der Milchzuckerverdauung. Weltweit sind es sogar 80 Prozent der Bevölkerung – sie haben eine sogenannte primäre Laktoseintoleranz (neben dieser Form gibt es auch eine sekundäre, nur temporär auftretende Variante).

Ursache einer Laktoseintoleranz ist das Fehlen des Enzyms Laktase, das den Milchzucker im Dünndarm in Glukose und Galaktose aufspaltet. Säuglinge können den Milchzucker aus der Muttermilch verdauen, im Laufe des Lebens verringert sich jedoch die Aktivität der Laktase oder sie verschwindet ganz – rund 70 Prozent der Europäer ab dem 60. Lebensjahr können Laktose nicht mehr spalten. Fehlt die Laktase, gelangt die unverdaute Laktose in den Dickdarm und wird dort von Bakterien aufgespalten: Sie produzieren Wasserstoff, kurzzeitige Fettsäuren und

Kohlendioxid. Je nachdem, welche Bakterien an diesem Prozess mitwirken, können auch Alkohole, Methan, schwefelige Verbindungen oder andere Stoffe entstehen. Es kommt zu Durchfällen, Übelkeit, Erbrechen, Bauchschmerzen etc.

Über den H_2-Test wird auch hier die Diagnose gestellt. Als Therapie wird empfohlen, keine Milchprodukte und industriell hergestellten Nahrungsmittel zu sich zu nehmen. Um aber wieder einmal einen großen Eisbecher genießen zu können, kann man das Enzym Laktase in Kapselform einnehmen.

Das vermehrte Auftreten von Zuckerintoleranzen sollte uns zum Umdenken anregen – von alternativmedizinischer Seite wird immer darauf hingewiesen, dass unser Verdauungssystem nicht für Milch als Nahrungsmittel konzipiert ist und dass hohe Fruktosemengen unseren Organismus überfordern – schließlich standen in früheren Zeiten große Obstmengen jahreszeitbedingt nicht ständig auf unserem Speiseplan.

ADS/ADHS (Aufmerksamkeits-Defizits-[Hyperaktivitäts-]Syndrom)

ADS/ADHS wird heute weltweit bei rund fünf Prozent der Kinder und Jugendlichen festgestellt, auch hier ist die Tendenz steigend. Jungen sind viermal häufiger betroffen als Mädchen.

Die Krankheit ist eine komplexe Störung im zentralen Nervensystem. Man nimmt an, dass eine fehlerhafte Informationsweiterleitung zwischen den Nervenzellen im Gehirn eine Rolle spielt. Der Dopaminspiegel ist niedrig, was zu Hypo- oder Hyperaktivität, also krankhafter Überaktivität bzw. Passivität, führt: Unaufmerksamkeit, Impulsivität, Vergesslichkeit, ein schlechtes Kurzzeitgedächtnis, Konzentrationsstörungen, motorische Unruhe, Verhaltensstörungen, mangelndes Selbstbewusstsein oder emotionale Unausgeglichenheit können die Folge sein.

Als auslösende Faktoren vermutet man eine genetische Vorbelastung, Nikotin- und Alkoholmissbrauch in der Schwangerschaft oder Ernährungsfehler, zum Beispiel durch zu phosphatreiche Lebensmittel wie Wurst, Schmelzkäse, Limonaden etc.

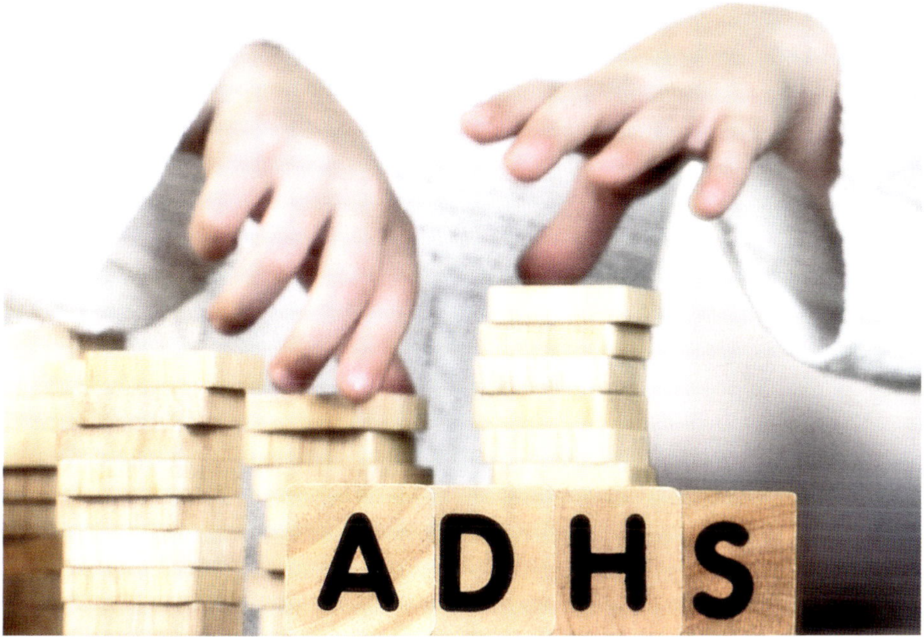

oder durch zu viel Zucker. Auch Allergien, Impfschäden, Nahrungsmittelunverträglichkeiten oder Nährstoffmängel aufgrund einer Resorptionsstörung im Darm und ein Mangel an Omega-3- und Omega-6-Fettsäuren werden mit der Erkrankung in Verbindung gebracht.

Ein Forscherteam an der Washington University in St. Louis hat den Einfluss von Zucker auf die Entwicklung von ADHS erforscht und kommt zu dem Schluss, dass ein hoher Zuckerkonsum Störungen in der Dopaminsignalleitung auslösen kann. In einer norwegischen Studie wurde ein Zusammenhang zwischen dem Genuss von Softdrinks und Verhaltensauffälligkeiten bzw. Hyperaktivität bei Kindern aufgezeigt.

Manchmal reagieren Kinder nach dem Genuss großer Mengen an Süßigkeiten aufgedreht oder aggressiv. Bei einer ADHS-Therapie soll die Ernährung deshalb auf jeden Fall berücksichtigt und gegebenenfalls adaptiert werden. Die klassische Schulmedizin verabreicht zur Symptombehandlung das Psychopharmazeutikum Ritalin (Methylphenitat), die Auswirkungen einer längerfristigen Gabe dieses Medikaments auf Gehirnentwicklung und Sozialverhalten sind noch ungeklärt.

Zucker macht uns traurig

Der österreichische Ernährungsmediziner Maximilian Ledochowski hat schon im Jahr 2000 auf einen Zusammenhang zwischen einer Fruktosemalabsorption und der Entstehung von Depressionen hingewiesen: Bei einer Fruchtzuckerunverträglichkeit kann die Aminosäure Tryptophan nicht aus dem Darm resorbiert werden, da sie vom Fruchtzucker gebunden wird. Betroffene haben einen niedrigeren Tryptophanspiegel im Blut als gesunde Menschen, was die Bildung von Serotonin im Gehirn behindert und zu einer depressiven Stimmung führt. Der niedrige Serotoninspiegel wiederum kann zu Heißhunger auf Süßes führen, und wenn man dann zu einem Produkt mit Fruchtzucker greift, steckt man mitten in einem Teufelskreis.

Es gibt auch Theorien, die besagen, dass durch den Süßgeschmack jene Hirnzentren aktiviert werden, die bei Depressionen eine Rolle spielen. Wissenschaftler der Emory University in Atlanta haben im Tierversuch an Ratten die Auswirkungen hoher Fruchtzuckergaben auf heranwachsende Tiere beobachtet. Sie kamen zu dem Ergebnis, dass Fruktosegaben Depressionen und Angstzustände verursachen und Nervenbahnen, die mit Stress in Verbindung stehen, aktivieren und verändern.

Macht Fruktose dumm?

Im Jahre 2012 erforschten Wissenschaftler der University of California in Los Angeles den Einfluss des in Amerika häufig verwendeten **High Fructose Corn Syrup** (HFCS) auf das Gedächtnis von Ratten: Nach dem 6-wöchigen Konsum von mit HFCS angereichertem Trinkwasser waren die kognitiven Fähigkeiten der Tiere signifikant beeinträchtigt, die Ratten waren langsamer als die Tiere der Vergleichsgruppe und ihre Gehirne zeigten einen Rückgang der synaptischen Aktivität. Auch wenn umstritten ist, ob Ergebnisse aus Tierversuchen eins zu eins auf den Menschen übertragen werden können, ein achtsamer Umgang mit Zucker jeder Art ist sicher ratsam – zu unserem Wohle und zum Wohle unserer Kinder (man beachte: in den Studiendesigns wurden sehr hohe Gaben an isolierter Fruktose verabreicht, Mengen, die man durch den balancierten Konsum von sonnengereiftem frischem Obst nicht erreichen kann).

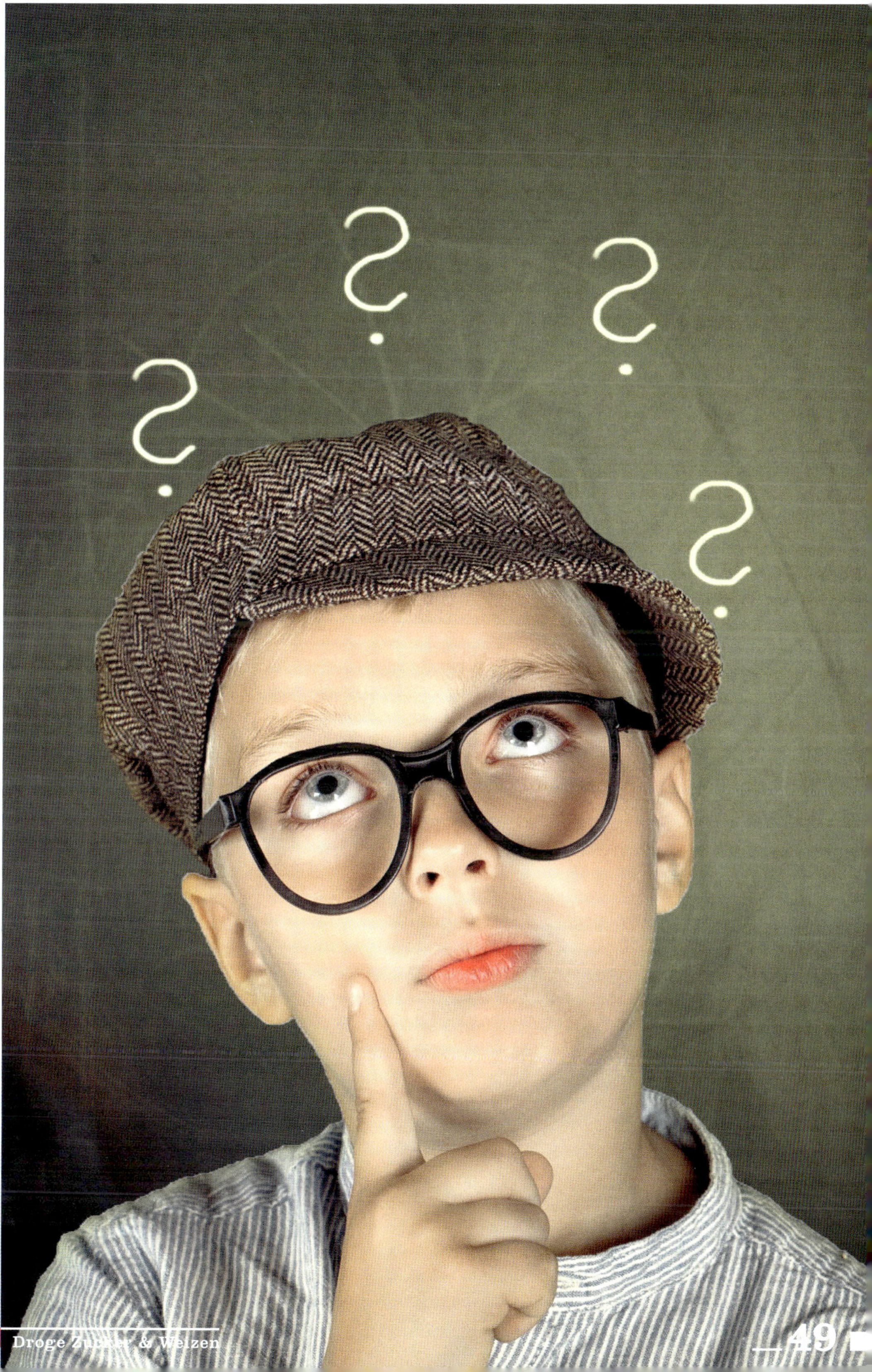

Weizen als Krankheitsverursacher

Die Schulmedizin diagnostiziert heute Krankheiten, die mit dem Konsum von Weizen in Zusammenhang stehen: Zöliakie (Glutenunverträglichkeit), Weizenallergie und -sensitivität oder Dermatitis herpetiformis Duhring. Ganzheitsmediziner/innen verbinden damit aber wesentlich mehr: Entzündungen, Hauterkrankungen, Störungen des Gehirnstoffwechsels bis zur Schizophrenie, Herz-Kreislauf-Erkrankungen und natürlich Diabetes bzw. Übergewicht.

Glutenunverträglichkeit – Zöliakie

Die Zöliakie ist eine Autoimmunerkrankung. Durch den Konsum von Gluten kommt es zu einer Schädigung der Dünndarmschleimhaut, zu einer Atrophie (Auszehrung, Abmagerung) der Zotten sowie zu einer Einschränkung der Resorptionsfähigkeit des Darmes. Nährstoffe können nicht mehr ausreichend aus der Nahrung herausgelöst werden.

Die Zöliakie ist die häufigste Lebensmittelintoleranz in Europa, man vermutet eine Prävalenz von eins zu hundert bis eins zu fünfhundert. Sie kann in jedem Lebensalter auftreten.

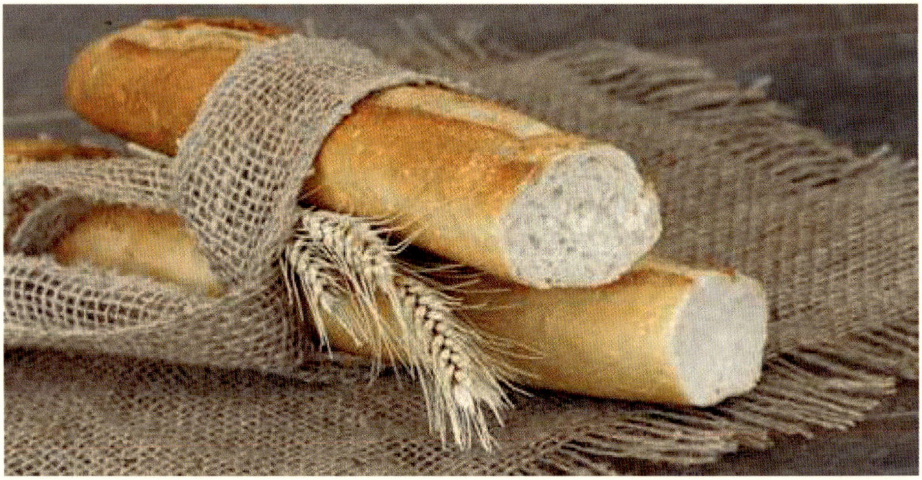

Gluten oder auch Klebereiweiß ist die Bezeichnung für ein Stoffgemisch aus Proteinen. Beim Weizen sind es die Bestandteile Gliadin und Glutenin, die eine Zöliakie verursachen können, beim Roggen ist es das Secalin und bei der Gerste das Hordein. Klebereiweiß kommt aber auch in Dinkel und Grünkern, Khorasan-Weizen, Emmer und Einkorn vor.

In Verbindung mit Wasser bildet Gluten im Mehl ein dehnbares Gerüst aus, das macht den Teig elastisch. Weil sich die Luft ausdehnen kann und das Gärgas gehalten wird, geht der Teig auf. Nur aus Mehl mit Gluten kann Brot ohne Verwendung einer Form gebacken werden, Kastenbrote hingegen gelingen auch mit glutenfreien Varianten wie zum Beispiel mit Johannisbrotkernmehl.

Ursache der Glutenunverträglichkeit

Die Zusammenhänge bei Entstehung einer Glutenunverträglichkeit sind sehr komplex, genetische, immunologische und exogene Faktoren spielen eine Rolle:

- Genetische Vorbelastungen: Der Mensch besitzt sogenannte HLA-Antigene (Histokompatibilitätsantigene), die zur Steuerung der Immunreaktion beitragen. Bei Zöliakie-Patient/innen liegen bestimmte Genotypen vor, nämlich HLA-DQ2 (bei 90 Prozent der Betroffenen) und HLA-DQ8 (bei 10 Prozent).
- Entzündungen: Wie Gluten die Darmschleimhaut schädigt, ist noch nicht vollständig geklärt. Eine entscheidende Rolle spielt offenbar die Gewebstransglutaminase, ein Enzym, das vom Weizenprotein Gliadin eine Molekülgruppe abspaltet. Die Gliadine docken danach bevorzugt an die HLA-DQ-Antigene an, und die so entstandenen Komplexe binden sich an Lymphozyten. Als Folge werden vermehrt entzündungsfördernde Stoffe produziert, es kommt zur Schädigung der Darmschleimhaut und zur Verkümmerung der Dünndarmzellen. Antikörper werden gebildet: IgA-Antikörper gegen Gliadin und Autoantikörper gegen körpereigene Antigene. Dies führt zu den Beschwerden verursachenden Symptomen und zur Ausbildung der Auto-Immunkrankheit Zöliakie.

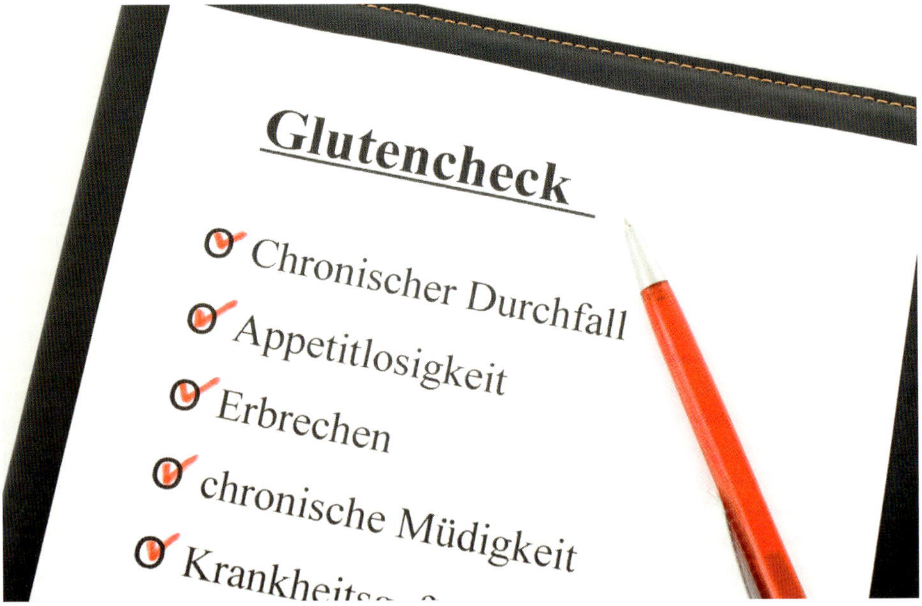

Symptomatik

Eine Glutenunverträglichkeit kann sich durch verschiedene Symptome äußern:

- Die klassische Zöliakie tritt meist im Kindesalter auf. Symptome sind ein chronischer Durchfall mit massigen, übel riechenden Stühlen, Wachstumsstörungen, Entwicklungsverzögerung, Appetitlosigkeit, Übelkeit und ein vorgewölbter Bauch.
- Bei einer asymptomatischen oder stummen Zöliakie fehlt die Symptomatik oder ist nur schwach ausgeprägt. Die Darmschleimhaut weist jedoch Veränderungen auf.
- Bei einer latenten Zöliakie fehlen zwar die Symptome, die Krankheit ist aber im Körper vorhanden (d. h. die Zöliakie wird im Blut festgestellt, die Darmschleimhaut ist jedoch intakt).
- Eine extraintestinal manifestierte Zöliakie zeigt sich überwiegend oder ausschließlich durch Symptome außerhalb des Darms wie bei der chronischen Hauterkrankung Dermatitis herpetiformis Duhring.

Außerdem kann es bei einer Glutenunverträglichkeit zu unspezifischen Symptomen wie neurologischen Funktionsstörungen (Athaxie), Krämpfen, Unfruchtbarkeit und Libidostörungen, Müdigkeit und Schwäche, Migräne und zu Begleiterkrankungen wie Depression und Epilepsie kommen.

Komplikationen

Je nach Ausprägung der Zottenatrophie kommt es bei der Zöliakie zu einer Malabsorption von Kohlenhydraten, Eiweißen und Fetten. Als Folge eines Eisen-, Vitamin-B_{12}- und Folsäuremangels können sich Anämien entwickeln. Auch Kalzium- und Selenmängel können auftreten. Bei 20 bis 50 Prozent der Patient/innen wird eine geringere Knochendichte diagnostiziert. Schleimhautschädigungen bedingen bei vielen Menschen eine sekundäre Laktoseintoleranz, die sich durch eine gluten- und laktosefreie Kost wieder legen kann. Einen überdurchschnittlich großen Zusammenhang gibt es zwischen Zöliakie und Trisomie 21, am auffälligsten ist aber die Verbindung zwischen einer Glutenunverträglichkeit und Diabetes Mellitus Typ 1 – die Wissenschaft bringt das mit einer gemeinsamen genetischen Veranlagung in Verbindung. Bei einer unbehandelten Zöliakie kann es auch zur Entstehung von bösartigen Tumoren kommen.

Diagnose und Therapie

Aufgrund des differenzierten Erscheinungsbildes ist eine Zöliakie oft schwer zu diagnostizieren. Eine Verdachtsdiagnose kann durch antikörperbasierte Blutuntersuchungen, eine Endoskopie mit Dünndarmbiopsie sowie eine Besserung der Beschwerden nach einer glutenfreien Diät bestätigt werden. Wichtig ist, dass Patient/innen nicht bereits vor der Untersuchung auf Gluten verzichtet haben, denn dann sind die Antikörper verschwunden und die Dünndarmschleimhaut hat sich wieder regeneriert.

Eine Zöliakie kann nicht medikamentös behandelt werden. Es ist notwendig, lebenslang auf glutenhaltige Lebensmittel zu verzichten. Getreide- und Pseudogetreidearten wie Mais, Hirse, Buchweizen, Reis, Quinoa und Amarant sowie Kartoffeln und Edelkastanien dürfen gegessen werden. Auch Hafer wird von den meisten Menschen mit Zöliakie gut vertragen – die Deutschen Zöliakiegesellschaft empfiehlt dennoch, keinen Hafer zu essen, da es bei der Verarbeitung zu möglichen Verunreinigungen mit glutenhaltigem Mehl kommen kann. Achtung, in vielen Lebensmitteln kann Gluten in Form von Weizenstärke enthalten sein, vor allem in hochverarbeiteter Nahrung wie Konserven, Wurstwaren, Fertigsuppen, Gewürzmischungen etc. Zutatenlisten sollten deshalb immer genau durchgelesen werden. Glutenfreie Lebensmittel sind mit einer durchgestrichenen Weizenähre gekennzeichnet, in gut sortierten Supermärkten, Drogerien und Reformhäusern gibt es bereits ein breitgefächertes Angebot. Werden Babys bis zum vollendeten vierten Lebensmonat ausschließlich gestillt und dann bis zum siebten Monat mit einer glutenarmen Beikost versorgt, kann das der Entstehung einer Zöliakie entgegenwirken.

Weizensensitivität (Glutensensitivität)

Immer mehr Menschen haben nach dem Genuss von Weizen- und anderen Getreideprodukten Probleme, obwohl eine Zöliakie oder Weizenallergie als Ursache bereits ausgeschlossen wurde. Expert/innen sind sich mittlerweile einig, dass eine Weizensensitivität existiert und Bauchschmerzen, Durchfall, Übelkeit und Erbrechen, Müdigkeit, Kopfschmerzen, Ekzeme, Kreislaufprobleme und vieles mehr darauf zurückgeführt werden können. Da es im Blut keine Marker gibt, die typisch dafür sind, kann diese Sensitivität durch eine Ausschlussdiagnose diagnostiziert werden. Nach ein paar Tagen mit glutenfreier Ernährung verschwinden die Symptome meist wieder.

Ursache für eine Weizensensitivität könnte die steigende Verwendung von Gluten in der Lebensmittelindustrie sein oder aber der höhere Gehalt bestimmter Substanzen in neuen Weizenzüchtungen. Die sogenannten Alpha-Amylase-Trypsin-Inhibitoren (ATI) sollen Pflanzen widerstandsfähiger, schädlings- und witterungsresistenter machen. Beim Menschen können sie bereits bestehende Entzündungen oder Autoimmunerkrankungen wie chronisch entzündliche Darmerkrankungen, Diabetes oder Multiple Sklerose triggern.

Weizenallergie

Man nimmt an, dass einer von hundert Menschen unter einer Weizenallergie leidet. Bei dieser Allergie kommt es zu einer Reaktion gegen kleinste Mengen von Gluten oder Albumin und Globulin, das sind Eiweißbestandteile aus der Weizenschale. Das Immunsystem schickt Antikörper, um die feindliche Substanz außer Gefecht zu setzen, die Botenstoffe Histamin oder Serotonin werden ausgeschüttet. Bemerkbar macht sich ein Allergieschub durch folgende Symptome:

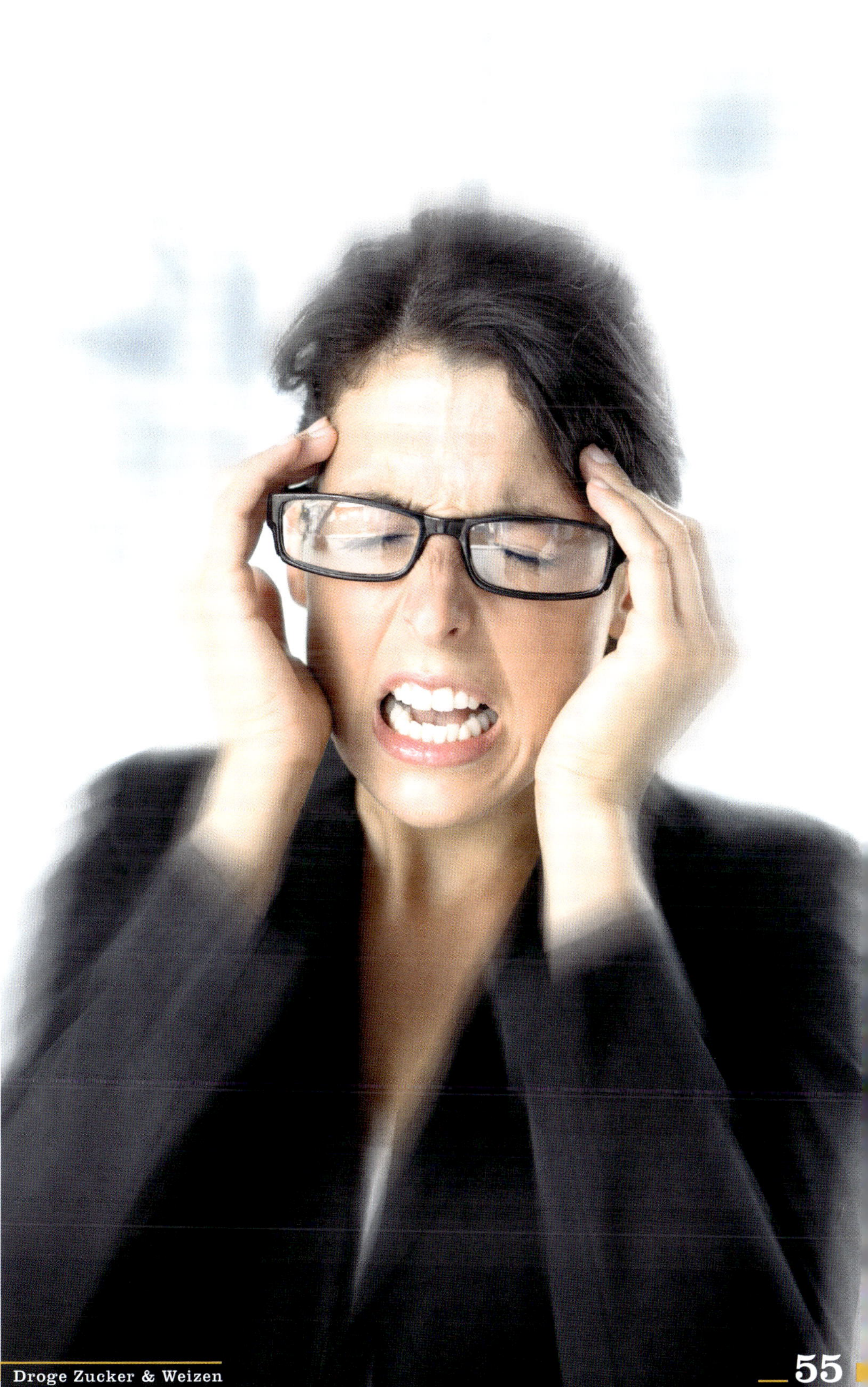

* Quaddelbildung, Juckreiz oder Rötung der Haut
* Erbrechen, Übelkeit, Krämpfe, Durchfälle
* Husten, Atemnot, Schnupfen und Asthma
* Herzrasen bis hin zum anaphylaktischen Schock (Kreislaufzusammenbruch)

Festgestellt wird die Allergie über den sogenannten Pricktest oder den Nachweis der IgE-Antikörper im Blut. Vorsicht geboten ist bei IgG-Antikörpertests, sie werden zur Diagnose angeboten, aber von der europäischen und deutschen Allergiegesellschaft abgelehnt, da ihre Aussagekraft nicht bestätigt ist.

Um einen Allergieschub zu vermeiden, sollte auf Kleie und Mehl aus Weizen, auf Weizenkeimöl und Weizenbier sowie auf Stärke und Malz verzichtet werden. Ratsam ist es auch, keine Wurstwaren, Nudeln, Klöße (Knödel), Fertigsuppen etc. zu konsumieren, da diese Produkte mit Sicherheit Weizen enthalten. Alte Weizenformen wie Dinkel oder Emmer werden zumeist gut vertragen. Das ausschließliche Stillen eines Babys in den ersten vier Lebensmonaten und die Einführung von potenziellen Allergenen ab dem fünften Lebensmonat ist eine sinnvolle Präventionsmaßnahme gegen eine Weizenallergie.

Hauterkrankungen als Reaktion auf Gluten: Dermatitis herpetiformis Duhring (Morbus Duhring, Duhring-Brocq-Krankheit)

Morbus Duhring ist eine chronische, blasenbildende Autoimmunerkrankung der Haut. Anfänglich kommt es zu Juckreiz und Bildung von kleinen Pickeln und Pusteln, die sich dann zu Blasen entwickeln. Betroffen sind meist Ellbogen und Knie, aber auch Kopfhaut, Stirn, Schultern, Gesäß und oberer Brustbereich. Die Erkrankung tritt selten auf, in Deutschland schätzt man einen Patienten/in auf eine Million Einwohner. In skandinavischen Ländern, in Irland, England und Ungarn gibt es mehr Krankheitsfälle.

Morbus Duhring tritt hauptsächlich in Kombination mit einer asymptomatischen, meist nur schwach ausgeprägten Zöliakie auf. Rund 90 Prozent der Betroffenen

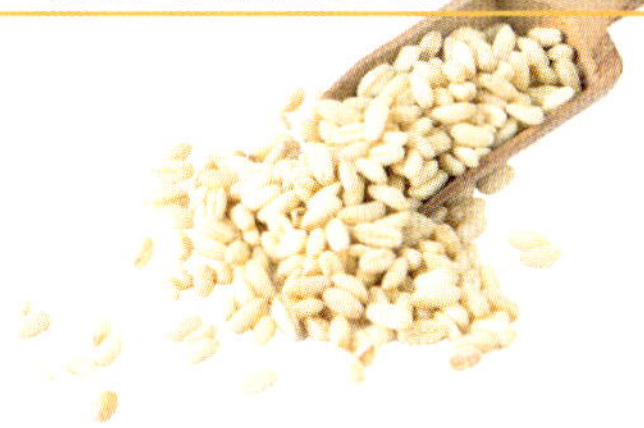

besitzen jene Histokompatibilitätsantigene, die man auch bei Zöliakie-Patient/innen nachweisen kann. Diagnostiziert wird die Krankheit über Antikörper in der Haut. Immer sollte anhand einer Dünndarmbiopsie und einer Blutuntersuchung aber auch abgeklärt werden, ob eine Zöliakie vorliegt. Um wieder beschwerdefrei leben zu können, wird eine glutenfreie Ernährung empfohlen, kombiniert mit einer medikamentösen Therapie.

Im Zusammenhang mit Zöliakie und Nahrungsmittelallergien wird auch das Auftreten anderer Hauterkrankungen diskutiert. Eine Neurodermitis geht beispielsweise häufig mit Allergien gegen Weizen, Roggen, Gerste und Hafer einher, was auf die erhöhte Durchlässigkeit des Darmes für Allergene zurückzuführen ist. Und wissenschaftliche Untersuchungen konnten nachweisen, dass eine glutenfreie Ernährung die Symptome bei Schuppenflechte (Psoriasis) vermindert.

Chronisch entzündliche Darmerkrankungen (CED): Morbus Crohn (MC) und Colitis Ulcerosa (CU)

Unter dem Kürzel CED werden wiederkehrende oder permanent aktive entzündliche Erkrankungen des Darmes zusammengefasst. Man vermutet, dass abnormal hohe Abwehrreaktionen des Körpers gegen die Darmwand die Ursache dieser Erkrankungen sind, es sich also um Autoimmunreaktionen handelt.

An Morbus Crohn (MC) und Colitis Ulcerosa (CU) leiden Schätzungen zufolge rund 3,5 Millionen Menschen in Europa und den USA. Bei Morbus Crohn kann der gesamte Verdauungstrakt vom Mund bis zum After betroffen sein, die Entzündung reicht tief in alle Darmwandschichten. Bei Colitis Ulcerosa betrifft die Entzündung hauptsächlich die Schleimhaut im Dickdarm. Symptome sind bei beiden Durchfälle, Bauchschmerzen, Fieber, Blähungen, Übelkeit und erhöhte Entzündungswerte im Blut. Typisch für UC sind hochfrequente, blutige Durchfälle. Bei MC tritt häufig ein Wechsel zwischen Durchfall und Verstopfung auf, Betroffene leiden nach dem Essen unter krampfartigen Schmerzen. Auch Fistelbildungen im Bauch- und Afterbereich können auftreten. Anfangs werden zum Teil atypische Symptome wie Gelenkschmerzen, Augenentzündungen, Müdigkeit, Hautreizungen, Entzündungen,

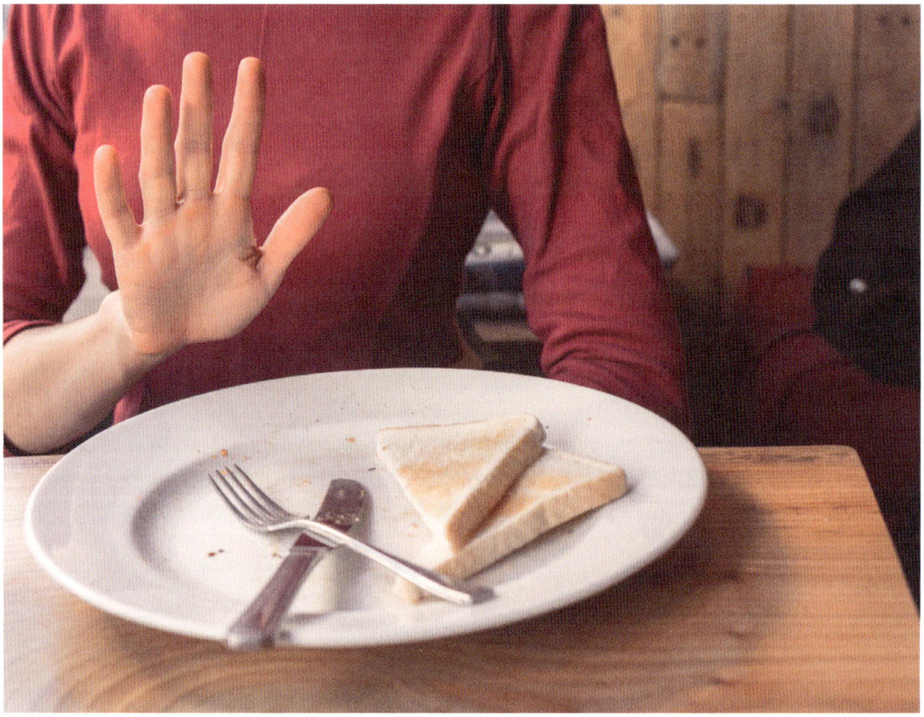

und Gewichtsverlust bemerkt. Die Diagnose erfolgt durch Stuhlprobe, Ultraschall, Blutbild, Darmspiegelung und Magnetresonanztomographie (MRT).

Seit etwa fünfzig Jahren ist ein verstärktes Auftreten chronisch entzündlicher Darmerkrankungen bemerkbar. Die Ursachen dafür sind weitgehend ungeklärt. Man vermutet ein Zusammenspiel von genetischer Vorbelastung und Faktoren wie Ernährung und Hygiene. Zöliakiepatient/innen erkranken oft auch an Morbus Crohn oder Colitis Ulcerosa und umgekehrt, daher wird von Wissenschaftler/innen eine genetische Verbindung zwischen diesen Krankheiten vermutet.

CED-Patienten/innen müssen auf eine eiweißreiche Ernährung achten. Mit Fett sollte vorsichtig umgegangen werden, der Einsatz sogenannter MCT-Fette ist hier sinnvoll. Einem Mangel an Zink, Vitamin B_{12}, Botin und Kalzium kann durch eine ausgewogene Mischkost entgegengewirkt werden, eventuell sind Supplementgaben notwendig.

Reizdarmsyndrom (RDS)

Es gibt keine Laborwerte, die ein Reizdarmsyndrom nachweisen. Wenn Bauchschmerzen, Blähungen, Durchfälle, Verstopfung etc. länger als drei Monate andauern, kann die Krankheit im Ausschlussverfahren diagnostiziert werden.

Ein Zusammenhang zwischen RDS und Weizensensitivität gilt als nachgewiesen, eine Verbindung zum Leaky-Gut-Syndrom (siehe Seite 62) wird aufgrund deutlicher Hinweise angenommen. Zur Entstehung eines RDS können auch ein gestörtes Mikrobiom oder genetische Faktoren beitragen, die Psyche spielt ebenfalls eine Rolle: In einer Forschungsarbeit konnte gezeigt werden, dass die Darmflora durch chronischen Stress negativ beeinflusst wird.

Die Therapieansätze bei einem RDS sind unterschiedlich. Dem Großteil der Patient/innen hilft die Low-Fodmap-Diet mit einer geringen Zufuhr von verdaulichen und schnell fermentierbaren Kohlenhydraten. Gut bewährt haben sich auch die Einnahme von Mikronährstoffen mit entzündungshemmender Wirkung wie zum Beispiel Omega-3-Fettsäuren oder Vitamin D sowie von Prä- und Probiotkia oder aber Stuhltransplantationen. Auch eine Psychotherapie kann helfen.

Schizophrenie

Das Auftreten von Schizophrenie soll unter anderem mit einer erhöhten Darmdurchlässigkeit und entsprechenden Entzündungsreaktionen in Verbindung stehen: Eiweißfragmente können ins Gehirn gelangen und dort die Krankheit auslösen. Bestandteile von Weizen, Hafer, Roggen und Gerste erzeugen also bei einer psychischen Erkrankung unter Umständen Probleme. In einigen Studien konnte eine positive Wirkung einer gluten- und milchfreien Diät bei Schizophrenie bestätigt werden.

Autismus

Bei Kindern mit Autismus belegen Studien eine erhöhte Darmdurchlässigkeit. Diese dürfte zwar nicht die Auslöser für die Erkrankung sein, durch eine kasein- und glutenfreie Ernährung kann aber zumindest eine Milderung der Symptome erreicht werden.

Am Anfang war der Darm

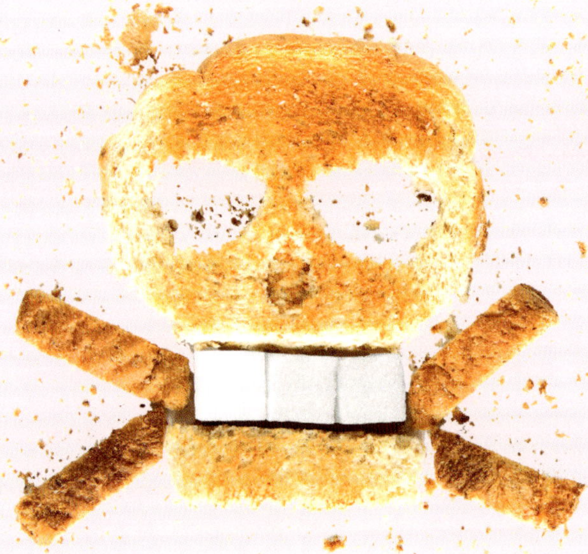

Warum sich Darmgesundheit, Weizen und Zucker nicht gut vertragen

Unser Darm ist das größte Organ, er hat rund 400 Quadratmeter Oberfläche, im Vergleich dazu wirkt unsere Haut mit nur zwei Quadratmetern wie ein Miniorgan. Obwohl sich der Darm im Zentrum unseres Körpers befindet, ist er irgendwie auch Teil der Außenwelt: Er ist jener Körperbereich, wo Input von außen (Nahrung, Keime) sortiert wird und wo alles, was den Körper wieder verlassen soll, vom sterilen Bauchraum abgetrennt wird.

Langsam scheint sich herumzusprechen, wie wichtig ein gesunder Darm für eine gute Gesundheit ist. Studien und Publikationen widmen sich verstärkt dem einstigen Tabuthema und zeigen auf, warum Darmerkrankungen und Unverträglichkeiten zunehmen. So auch das wirklich empfehlenswerte und unterhaltsame Buch **Darm mit Charme** der jungen und charmanten Medizinerin Giulia Enders, das seit seiner Erscheinung 2014 die Bestsellerlisten einfach nicht mehr verlassen will. Respekt!

Dass gerade der übermäßige Konsum von Weizen und Zucker für unseren Darm eine besonders schwer zu bewältigende Aufgabe ist, rückt mehr und mehr in den Fokus, seit der Darmgesundheit größeres Augenmerk geschenkt wird. Pilzbefall, chronische Entzündungen, das Reizdarmsyndrom etc. werden immer öfter mit einem zu hohen Zucker- oder Weizenkonsum in Verbindung gebracht.

Frühe Prägungen

Die Nahrung der Mutter in der Schwangerschaft ist wichtig für die geschmackliche Prägung eines Kindes und für sein künftiges Essverhalten. Aber auch während der Geburt eines Babys werden wesentliche Weichen für seine spätere Gesundheit gestellt: Der Kontakt mit den Darmbakterien der Mutter gilt als Startschuss für die Besiedelung des noch sterilen Kinderdarmes. Bei Kaiserschnittgeburten, also bei einem Drittel aller Geburten in westlichen Industrieländern, fehlen diese ersten Impulse. Die Kinder brauchen wesentlich länger, um ein robustes Immunsystem aufbauen zu können, haben unter anderem ein erhöhtes Risiko, an Asthma und Allergien zu erkranken, und sind empfänglicher für Krankenhauskeime.

Durch das Stillen wird der Darm weiter mit wertvollen Darmbakterien besiedelt. Wird das Baby nur mit industriell hergestellter Nahrung gefüttert wird, ist ein weiterer gesundheitlicher Nachteil verankert. Wie wir später auf die verschiedenen Nahrungsmittel reagieren, ob wir ständig hungrig sind, zu Übergewicht und Diabetes neigen oder Lebensmittelunverträglichkeiten und Allergien ausbilden, hängt also – auch – davon ab, wie gut unsere Darmgesundheit in den ersten Lebensjahren aufgebaut werden konnte.

Die Barrierefunktion des Darmes und das Leaky-Gut-Syndrom

Der Darm hat eine wichtige Barrierefunktion: Einerseits soll er wichtige, über die Nahrung zugeführte Nährstoffe aufnehmen, andererseits das Eindringen von Giftstoffen und negativen Keimen verhindern. Ein dichter Zellverband in der Darmwand, dessen Zwischenräume von undurchlässigen Verbindungen, den **tight junctions**, abgedichtet werden, soll letzteres verhindern. Werden die Verbindungen undicht, können unerwünschte Keime in den Körper eindringen, und es kommt zu Entzündungen. Diese Entzündungen wiederum können die **tight junctions** weiter beeinträchtigen, ein fataler Teufelskreis entsteht.

Es gibt viele Theorien und Erklärungen darüber, wie es zu Allergien und Unverträglichkeiten kommt. Ein Ansatz macht eine gestörte Barrierefunktion des Darmes dafür verantwortlich: Sind die Abwehrkräfte beispielsweise durch ein zu steriles und überhygienisches Verhalten der Eltern geschwächt, entfalten diese Antigene aus der Nahrung bei Kindern schon früh ihre Wirkung.

Funktioniert die Barrierefunktion des Darms nicht mehr ausreichend, kann es zum sogenannten Leaky-Gut-Syndrom kommen (**leaky gut** heißt undichter Darm). Bakterien, Stoffwechselprodukte, Gifte und Nährstoffe gelangen über eine geschädigte Darmschleimhaut in den Organismus, es kommt zu unterschiedlichen Beschwerden. Vielfach wird vermutet, dass unter anderem chronische Ernährungsfehler Verursacher dieses Syndroms sind – allen voran eben ein Zuviel an Zucker und weißen Weizenprodukten. Aber auch wiederholte Antibiotika-Gaben und Infektionskrankheiten werden dafür verantwortlich gemacht.

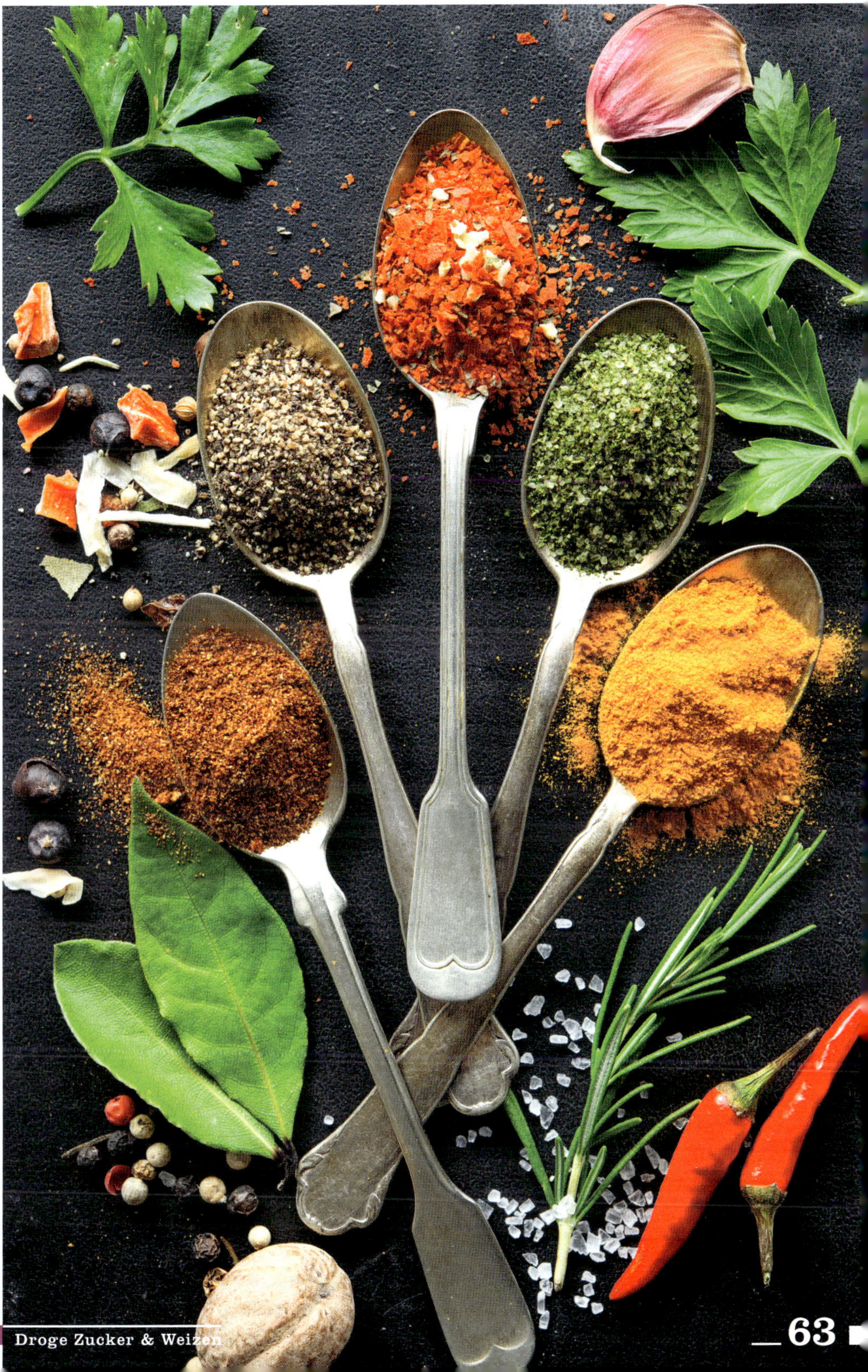

Häufige Symptome des Leaky-Gut-Syndroms sind Durchfall, Blähungen und Verstopfung. Oft kommt es auch zu Gewichtsverlust, Schwächezuständen, Blutarmut oder zum Ausbleiben der Regelblutung, zu Krämpfen und Blutungen. Auch verschiedenste Entzündungen wie Arthritis können die Folge sein, genauso wie die Hauterkrankungen Akne oder Neurodermitis. Selbst Migräne, Osteoporose und Asthma werden mit dem Leaky-Gut-Syndrom in Verbindung gebracht.

Gute und schlechte Darmbakterien – und was den guten guttut

Im Normalfall wollen wir Bakterien nicht haben, wir assoziieren damit Krankheiten und unhygienische Bedingungen. Das ist jedoch nur die halbe Wahrheit. In unserem Körper leben unzählige „gute" Bakterien, die wir brauchen, um gesund zu bleiben. Sie finden sich im Darm, auf der Haut, im Speichel, in den Schleimhäuten, im Magen, in der Scheidenflora und sogar in der Lunge.

99 Prozent aller menschlichen Bakterien leben im Darm, in Summe wiegen sie durchschnittlich zwei Kilogramm und besitzen zehnmal mehr Zellen als der Mensch selbst. Verschiedene Stämme und Arten sind für unterschiedlichste Dinge zuständig, ihre Vielfalt stellt so etwas wie ein eigenes Ökosystem dar: ein Mikrobiom. Insgesamt rechnet man mit rund 30.000 Bakterienarten, die sich im menschlichen Darm ansiedeln und vermehren können. Man nimmt an, dass in einem gesunden Menschen rund drei- bis fünfhundert verschiedene Bakterienstämme leben, aber nur rund neun Prozent der insgesamt bekannten Bakterienstämme in allen Menschen vorkommen. Die restlichen 91 Prozent sind individuell verschieden – jeder Mensch hat also sozusagen seinen eigenen bakteriellen „Fingerabdruck". Da die wissenschaftliche Erforschung der Darmbakterien allerdings erst in den Kinderschuhen steckt, können sich in den nächsten Jahren durchaus noch andere Zahlen ergeben.

Die Aufgaben der Darmbakterien sind vielfältig. Unter anderen haben sie eine sehr wichtige Funktion bei der Aufspaltung der Nahrung und bei wesentlichen Stoffwechselprozessen. Sie reinigen die Darmzotten und produzieren Vitamine wie Vitamin K, Folsäure und Vitamin B_{12} sowie kurzkettige Fettsäuren. Außerdem verhindern sie, dass sich im Darm ungebetene Gäste ansiedeln. Darmbakterien spielen auch eine Schlüsselrolle bei den diversen Immunreaktionen, denn rund 70 Prozent aller Immunzellen sitzen im Darm.

Darmbakterien: Wer kommt und wer geht?

Unser Lebensstil beeinflusst die Zusammensetzung unserer Darmbakterien: Stress und Entspannung, ob wir uns regelmäßig bewegen, was wir essen und wie wir kochen – all das bestimmt, welche Stämme sich ansiedeln und vermehren können. Wichtig ist dabei natürlich unsere Ernährung, ob sie zucker- oder kohlenhydratreich ist, ob wir vor allem jene Lebensmittel zu uns nehmen, die unseren guten Bakterien besonders schmecken, ob wir ballaststoffarm oder ballaststoffreich essen, wie viel Alkohol wir zu uns nehmen und wie energiereich und vital die Nahrungsmittel sind, die wir konsumieren. Aber auch hormonelle Veränderungen in der Schwangerschaft oder Menopause, Stoffwechselstörungen wie Diabetes, Erkrankungen von Leber und Galle sowie Infektionen oder die Einnahme von Medikamenten können die Darmflora verändern.

Tod den Bakterien!

Einen besonders drastischen Einfluss auf unsere Darmbakterien haben Antibiotika. Leider werden seit Jahrzehnten immer mehr dieser Medikamente verschrieben, auch bei Krankheitsbildern, bei denen sie ganz und gar nicht angebracht sind. Sie töten alle Bakterien, nicht nur die „bösen". Auch lebensnotwendige Darmbakterien fallen ihnen zum Opfer und das bringt unsere Darmflora ganz schön aus dem Gleichgewicht.

Aber natürlich gibt es Krankheiten, da ist der Einsatz von Antibiotika sinnvoll und zielführend, sofern man verantwortungsvoll damit umgeht. Wichtig ist dabei, sich auch die Nebenwirkungen vor Augen zu halten: Mit jeder Antibiotikatherapie verringert sich die Diversität unserer Darmbakterien, wichtige Aufgaben im Gesamtstoffwechsel können deshalb immer schlechter ausgeführt werden. So hat beispielsweise ein heute 80-jähriger Mensch im Schnitt nur mehr rund 50 Bakterienstämme, was seiner gesamten Gesundheit nicht besonders zuträglich ist.

In einem gesunden Darm können rund zehn Prozent pathogene, also krankmachende Keime leben, ohne dass es im Normalfall zu Beschwerden kommt. Im Falle von Antibiotikagaben vermehren sich diese pathogenen Keime aber besonders massiv. Das Bakterium Clostridium difficile, einer der häufigsten Krankenhauskeime, vermehrt sich zum Beispiel rasant, wenn die gesunde Darmflora dezimiert wird. Clostridium difficile produziert dann Gifte, die zu lebensbedrohenden Durchfällen führen können.

Antibiotikagaben schädigen zudem stets die Darmschleimhaut. Alle diese Folgen führen zu einer Reduktion der gesamten Immunleistung, behindern die Nährstoffversorgung und bauen die Barriere gegen pathogene Keime ab. Um dem Einhalt zu gebieten, verschreiben immer mehr Ärztinnen und Ärzte zur Antibiotikatherapie die Einnahme von Probiotika. So werden gleichzeitig ausgewählte Darmbakterien zugeführt, die das Artensterben eindämmen sollen. Auch die klassischen Nebenwirkungen wie Durchfall und andere Verdauungsbeschwerden während und nach einer Antibiotikatherapie können damit im Zaum gehalten werden.

Wussten Sie übrigens, dass Nebenwirkungen von manchen Antibiotika oft erst rund 20 Tage nach der Einnahme auftreten? In diesen Fällen werden die Nebenwirkungen somit gar nicht so rasch mit der Antibiotika-Therapie in Zusammenhang gebracht.

Was sind Probiotika?

Probiotika sind Gaben von lebenden Bakterien, die als Arznei- bzw. Nahrungsergänzungsmittel oder Lebensmittelzusatz verabreicht werden. Ihre Wirkweise ist in der klassischen Schulmedizin allerdings immer noch umstritten. Auch wenn die Forschung hier noch am Anfang steht, sind die bisherigen Erfahrungen und Erkenntnisse bereits vielversprechend. Es lohnt sich auf jeden Fall, diesen Weg für sich selbst auszuprobieren, wenn man darauf achtet, hochwertige Probiotika einzunehmen. Ein wirksames Probiotikum muss eine Reihe von Qualitätskriterien erfüllen. Dazu zählen zum Beispiel eine ausreichende Bakterienzahl, der Einsatz von mehreren unterschiedlichen Stämmen sowie die Resistenz gegen Magensaft oder Gallensäure.

Ein nachweislich wirksames Probiotikum sollte laut Österreichischer Gesellschaft für probiotische Medizin lebende Bakterien in ausreichend hoher Anzahl enthalten und eine Reihe von Vorgaben erfüllen. Die Amerikanische FDA (Food and Drugs Adminsitration) und die WHO haben diverse Qualitätskriterien für Probiotika definiert. Dazu gehören unter anderem:

* Die Produkte müssen den GRAS-Status (Generally Recognized As Safe) und den sogenannten NIZO-Status (NIZO ist ein internationales Food Research Institut) erfüllen – hier geht es um allgemeine Sicherheitskriterien.
* Die Bakterien müssen eine Stabilität bei Raumtemperatur aufweisen. Ihre angegebene Anzahl muss zum Ablaufdatum, nicht zum Zeitpunkt der Abfüllung, gesichert sein.
* Die Bakterienanzahl muss mindestens eine Milliarde Keime pro Gramm oder Milliliter betragen.
* Eine Ansiedelung der zugeführten Keime muss auch vier Wochen nach Therapieende erkennbar sein.
* Die zugeführten Keime sollen auch krankmachende Keime im Wachstum behindern, zum Beispiel durch Senkung des pH-Wertes oder durch Produktion von antiviralen, antibakteriellen oder antimykotischen Substanzen.
* Der Einsatz von mehreren unterschiedlichen Stämmen in Kombination soll Effizienz und Überlebensraten sichern.
* Die Keime müssen gegen Magensaft, Gallensäure und Pankreassekret resistent sein.
* Die Keime werden mit präbiotischen Ballaststoffen kombiniert, um stabiler und nachhaltiger angesiedelt zu werden.

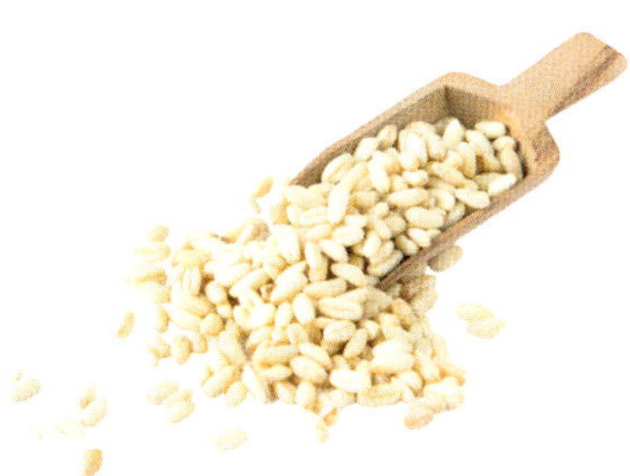

Was sind Präbiotika?

Präbiotika sind jene Lebensmittel, die unsere Darmbakterien ernähren – die Lieblingsspeisen der guten Bakterien sozusagen. Wenn wir weniger Zucker und Weizen zu uns nehmen und stattdessen verstärkt zu den hier aufgezählten präbiotischen Nahrungsmitteln greifen, können wir täglich Darmsanierung betreiben – und so zu unserer Gesundheit beitragen.

Kohlgemüse

Allem voran sei ein Loblied auf die Kohlgewächse gesungen, zählen sie doch zu den heilkräftigsten Lebensmitteln. Die Gruppe umfasst unter anderem Grünkohl, Weißkohl (Weißkraut), Rotkohl (Rotkraut), Brokkoli, Kohlrüben, Blumenkohl (Karfiol), Chinakohl, Senf, Rettich, Radieschen, Meerrettich (Kren), Kresse und Wasabi. Kohlarten enthalten große Mengen an Vitamin C, Vitamin K, Chlorophyll, Kupfer und Kalzium. Schwefelhaltige Aromastoffe wie Senfölglykoside verleihen den Pflanzen ihre antibakterielle Wirkung. In der Naturheilkunde wird Kohl als hochwirksames

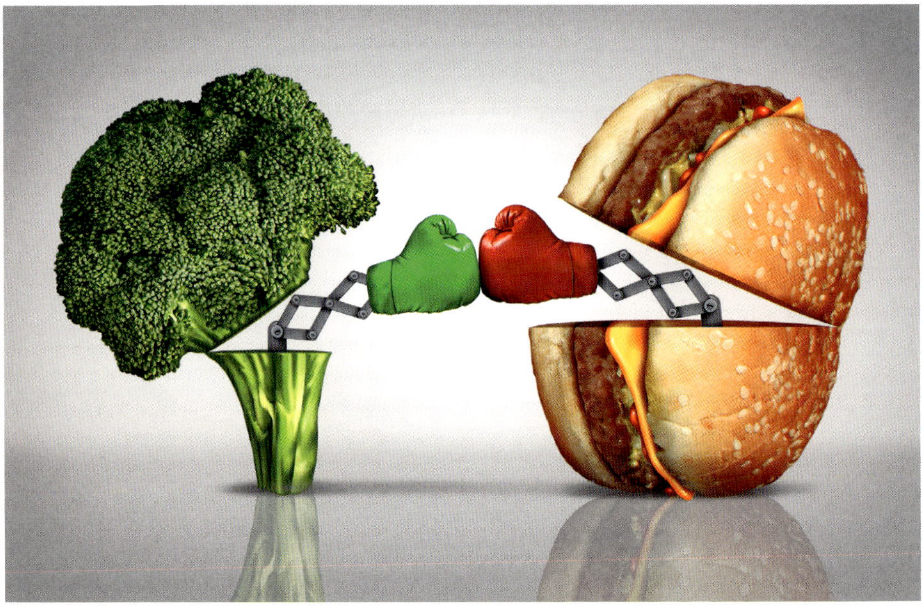

Mittel gegen Magengeschwüre eingesetzt, auch bei anderen ernsthaften Erkrankungen erzielt man damit therapeutische Erfolge. Weil es die Laktobakterien nährt und das Wachstum schädlicher Fäulnisbakterien unterdrückt, profitiert die Darmgesundheit von diesem Gemüse. Versuche mit Brokkoli und anderen Kohlarten haben gezeigt, dass sogar das Wachstum von Krebszellen eingedämmt sowie die Wirksamkeit einer Chemotherapie verbessert werden kann. Vor allem das Risiko, an Darmkrebs zu erkranken, wird durch den häufigen Verzehr von Kohlgemüse gesenkt. Die manchmal blähenden Eigenschaften können durch Gewürze wie Kümmel, Fenchel, Ingwer oder Gelbwurz gemildert werden.

Sauerkraut

Besonders darmpflegend ist das milchsauer vergorene Sauerkraut, das aus Weißkohl (Weißkraut) hergestellt wird. Bei der Gärung wird ein Großteil des Zuckers in Milchsäure umgewandelt, die für unseren Darm eine wahre Wohltat ist. Sie wirkt desinfizierend und hemmt die Fäulnisbildung. Sauerkraut enthält viele Ballaststoffe und andere positiv wirkende Subtanzen wie die Vitamine A, B_6, B_{12}, C, K, Folsäure, diverse Spurenelemente, Flavonoide und Glukosinolate.

Sauerkraut wirkt der Vermehrung gesundheitsschädlicher Bakterien im Darm entgegen und begünstigt das Wachstum „guter" Bakterien. Pfarrer Sebastian Kneipp empfahl, bei Verdauungsproblemen täglich 100 Gramm Sauerkraut zu essen und diese Menge nach Abklingen der Beschwerden um die Hälfte zu reduzieren.

Zwiebel- und Lauchgewächse

Für den amerikanischen Darmgesundheitsguru Robert Gray ist die Zwiebel das effizienteste Präbiotikum, weil sie am besten für ein gesundes Wachstum der Laktobakterien sorgen kann. Vor allem in Zwiebelschalen findet sich der wertvolle Inhaltsstoff Quercetin, der auch in Äpfeln, grünen Bohnen und Brokkoli enthalten ist. Zwiebelschalen sollten also wenn möglich mitgekocht werden. Die Schwefelverbindungen in der Zwiebel wirken stark antibakteriell und schützen die Schleimhäute vor Infektionen, die enthaltene Folsäure sorgt „für gute Stimmung", fördert Blutbildung und Zellgesundheit, Vitamin C und Eisen stärken Immunsystem und Blut, diverse Eiweißstoffe und Flavonoide senken Blutdruck und Blutfettspiegel.

In der chinesischen Küche und Ernährungslehre ist die Frühlingszwiebel ein omnipräsentes Gemüse und wird gegen Verstopfung, bakteriellen Durchfall, Magenschmerzen und Wurmbefall eingesetzt. Die warme bis heiße Thermik von Zwiebel – und Knoblauch – kann aber Ungleichgewichte weiter verstärken. Fragen Sie im Zweifelsfall Ihre/n Ernährungsberater/in oder TCM-Arzt/Ärztin.

Topinambur

Die Topinambur, auch Erdartischocke genannt, ist in Sachen Darmgesundheit ein wahrer Schatz: Sie enthält Ballaststoffe, Mehrfachzucker, Pektin und Inulin und fördert die Vermehrung gesunder Bifidus-Bakterien im Darm. Aufgrund der Kombination ihrer Inhaltsstoffe, ihres hohen Ballaststoffgehaltes und ihrer Kalorien- und Fettarmut wird sie häufig auch als Schlankmacherknolle bezeichnet. Bei einer akuten Candida-Belastung ist allerdings Vorsicht geboten: Die Topinambur nährt diesen Pilz. Wegen des hohen Inulingehalts kann es außerdem zu unangenehmen Blähungen kommen – vor allem dann, wenn man nicht an eine ballaststoffreiche Ernährung gewöhnt ist. Der süßliche, nussige und leicht erdige Geschmack der Topinambur ist eventuell etwas gewöhnungsbedürftig – manche werden aber zu richtigen Fans.

Chicorée

Wie Topinambur und Zwiebel hat Chicorée einen hohen Gehalt an Inulin – die Pflanze gehört ebenfalls zu den Leibgerichten der hilfreichen Darmbakterien. Die in ihr enthaltenen Bitterstoffe regen zudem den Stoffwechsel an. Das ballaststoffreiche Gemüse gehört zur Art der Gemeinen Wegwarte.

Schwarzwurzel

Auch die Schwarzwurzel enthält das von Diabetikern so geschätzte Inulin und außerdem eine Menge Vitamine und Mineralstoffe. Die Zubereitung kann etwas mühsam sein – die Wurzel sondert, wenn man sie roh schält, einen milchigen Saft ab, der sich an der Luft rasch braun verfärbt. Kocht man sie mit Schale, lässt sie sich anschließend jedoch leicht schälen und zu köstlichen Speisen verarbeiten. Auch bereits gegarte und geschälte Ware im Glas ist heute erhältlich. Dass die

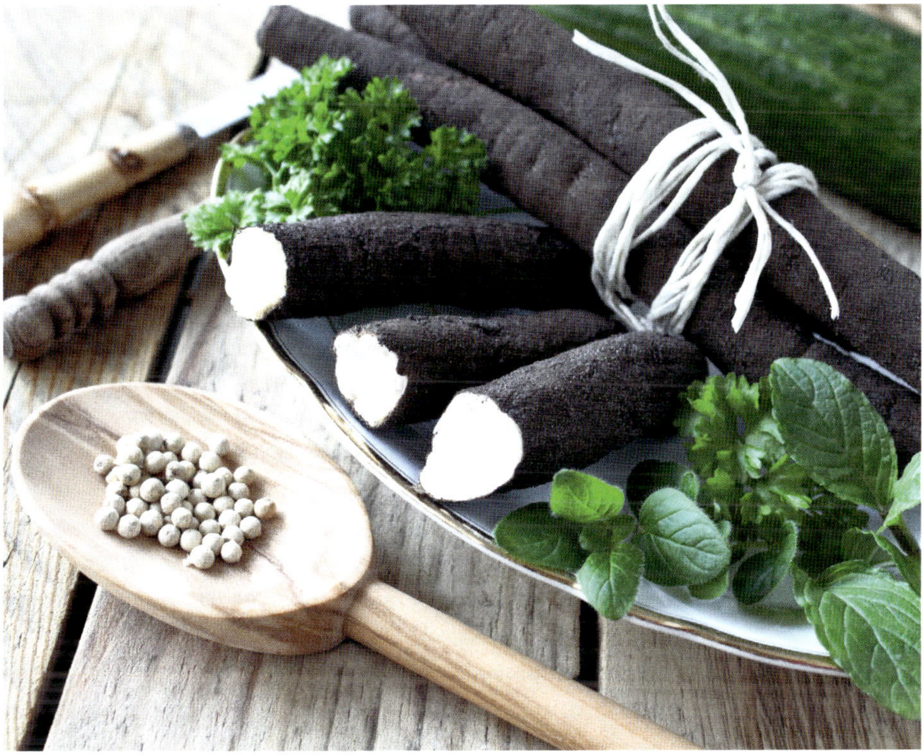

frisch zubereitete Wurzel unserer Gesundheit allerdings mehr bioaktive Stoffe zur Verfügung stellt, liegt in der Natur der Sache.

Apfel

An apple a day keeps the doctor away – wer kennt diesen Satz nicht? Vor allem sein hoher Pektingehalt macht den Apfel seit jeher zur Volksmedizin und zum Heilmittel Nummer eins bei Magen- und Darmbeschwerden. Der wirksame Ballaststoff senkt Cholesterin- und Blutfettspiegel und bindet Giftstoffe. Besonders die Schale enthält eine hohe Konzentration an Nährstoffen. Natrium, Kalium, Kalzium, Magnesium, Phosphor, Kieselsäure, Vitamin A, B_1, B_2, B_6, C und E sowie Radikalfänger und Polyphenole wie Quercetin machen die Frucht zu einem wahren Wundercocktail. Der regelmäßige Verzehr sonnengereifter Äpfel kann die Bildung schädlicher Stoffe in unserem Darm ebenso hemmen wie die Ansiedelung unerwünschter Bakterien.

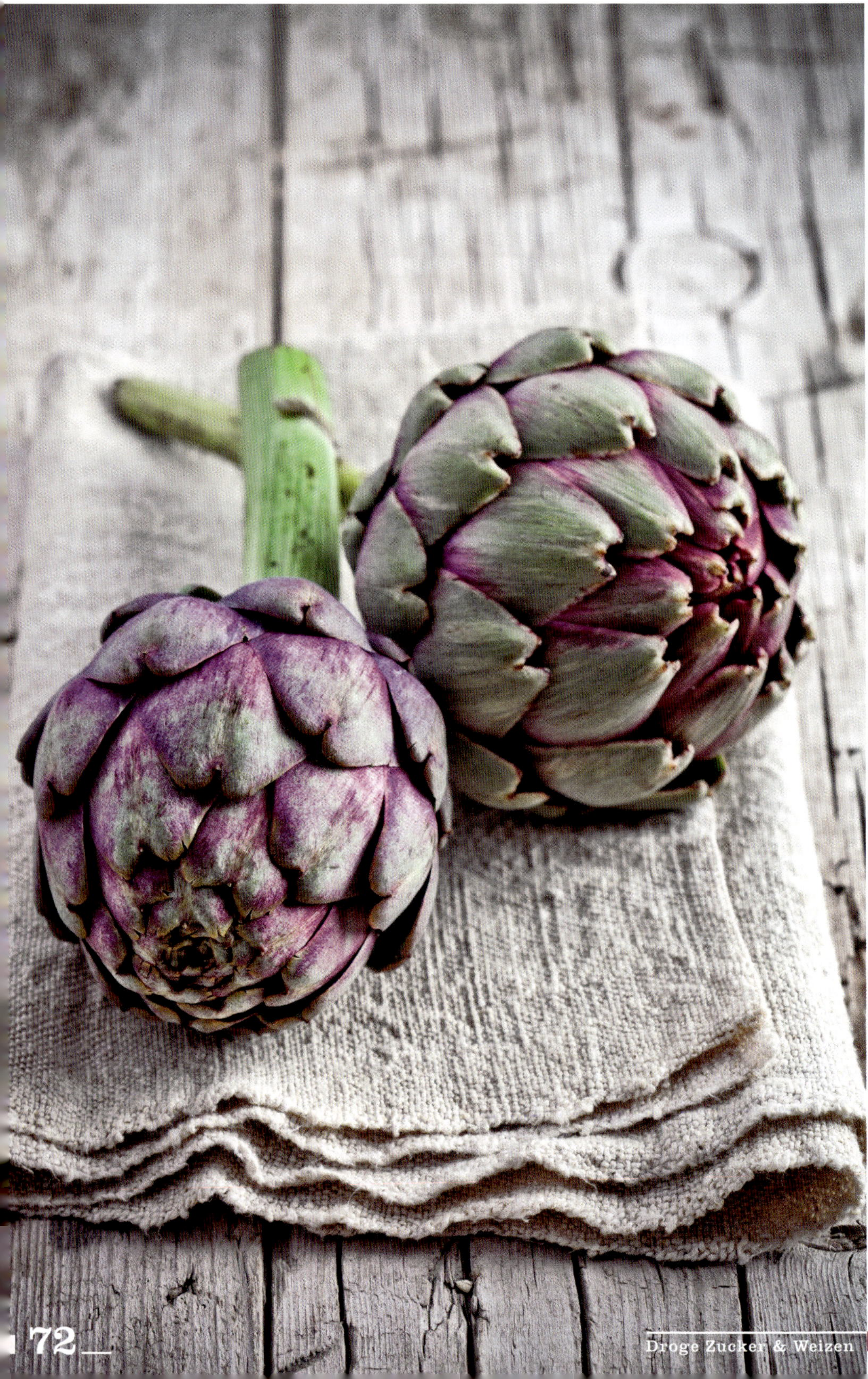

Artischocken

Die Artischocke kann mit einer beeindruckenden Heilkraft aufwarten. Ihr Hauptbestandteil Cynarin wirkt besonders positiv auf Leber und Galle und hat dadurch einen wesentlichen Einfluss auf Stoffwechsel und Verdauung. Beschwerden wie Übelkeit, Völlegefühl und Blähungen sind häufig auf eine Störung der Leber- und Gallefunktionen zurückzuführen und können durch den Verzehr von Artischocken positiv beeinflusst werden. Artischocken wirken zudem entzündungshemmend, entwässernd, blutzuckerregulierend und cholesterinsenkend.

Pastinaken

Pastinaken waren lange in Vergessenheit geraten, werden nun aber wieder häufiger angeboten. Sie wirken entkrampfend und helfen gegen viele Magen- und Darmprobleme. Die in ihr enthaltenen Pektine können Verstopfungen vorbeugen und Giftstoffe im Darm binden.

Die positive Kraft der Ballaststoffe

Präbiotika sind besonders ballaststoffreich. Aber was sind Ballaststoffe eigentlich und warum sind sie so wichtig, wie allerorten behauptet wird?

Ballaststoffe sind weitgehend unverdauliche Kohlenhydrate und können stark aufquellen. Wie ein Schwamm saugen sie das im Darm befindliche Wasser auf, erhöhen das Darmvolumen und regen auf diese Weise die Peristaltik an – einer Bürste gleich, die auf sanfte Art Giftstoffe aus dem Darm befördert und beim Abtransport von Toxinen hilft. Durch das Aufquellen wird zudem Druck auf die Darmwände ausgeübt, und das hat die Wirkung einer innerlichen Massage.

Ballaststoffe finden sich hauptsächlich in Obst, Gemüse, Getreide und Hülsenfrüchten. Vollwertiges Getreide ist wesentlich ballaststoffreicher als Auszugsmehl oder raffinierte Getreideprodukte wie weiße Nudeln und Weißbrot. Wer gesund leben möchte, kommt um eine ballaststoffreiche Kost nicht herum. Bei einer Ernährungsumstellung sorgt ein langsamer Übergang dafür, dass die gesündere Kost auch vertragen wird und sich Nebenwirkungen wie Blähungen in Grenzen halten. Damit Ballaststoffe ihre Aufgabe als Quellmaterial erfüllen können, muss allerdings genug getrunken werden. Je nach Körpergewicht, Jahreszeit, Konstitution und beruflicher Tätigkeit werden zwei bis drei Liter Flüssigkeit pro Tag empfohlen – bei Belastung sowie in Entgiftungs- und Entschlackungsphasen auch mehr.

ACHTUNG: Auch Vollkornweizen ist ballaststoffreich und wurde daher in den vergangenen Jahrzehnten stets als darmfreundlich propagiert. Nach all dem, was wir aber in der Zwischenzeit über hochgezüchteten Weizen und stark glutenhaltiges Getreide wissen, ist diese Empfehlung allerdings mit Vorsicht zu genießen.

Chiasamen

Die winzigen ballaststoffreichen Samen stammen aus Südamerika. Sie enthalten jede Menge hochwertige Proteine und wertvolle Omega-3- bzw. Omega-6-Fettsäuren sowie reichlich Kalium, Phosphor, Selen, Eisen und Magnesium. Sie machen

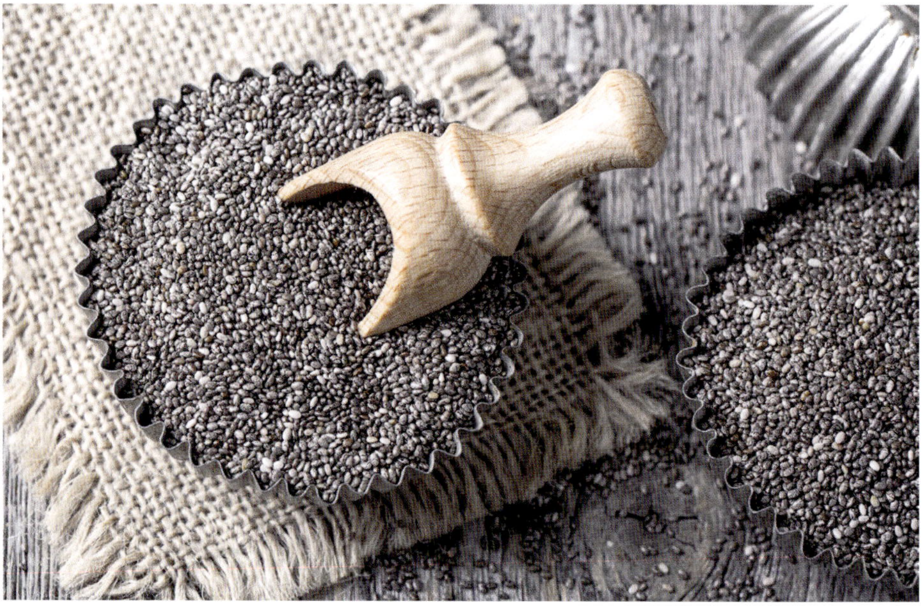

lange satt und spenden Kraft und Ausdauer, was sich bereits Langstreckenläufer der Azteken nutzbar machten. Chiasamen können das Zwölffache ihres Eigengewichts aufsaugen und binden daher Feuchtigkeit und Elektrolyte lange im Körper. Für eine sanfte Darmreinigung werden sie ebenso empfohlen, wie zur Behandlung eines nervösen oder entzündenden Magens. Auch beim Abnehmen können sie gute Dienste leisten, ihre Cholesterin reduzierenden Eigenschaften verhindern die übermäßige Absorption von Fett.

Die Samen kann man über pikante oder süße Gerichte streuen, das Mehl eignet sich zum glutenfreien Backen, zur Zubereitung von Puddings sowie zum Eindicken von Suppen und Soßen. Praktischerweise können Chiasamen jahrelang gelagert werden ohne ranzig zu werden oder an Geschmack bzw. Nährstoffen zu verlieren.

Leinsamen

Die Samen des Flachses werden als Leinsamen bezeichnet. Es gibt braunen und goldenen Leinsamen, beide stammen von derselben Art, sind aber Varietäten. Ein enorm hoher Gehalt an Omega-3-Fettsäure, Schleimstoffen, Lecithin, Lignanen, Vitaminen und Folsäure verleihen den Samen außerordentlich gesunde Eigenschaften. Geschrotet wird Leinsamen als bewährtes Mittel gegen Darmträgheit und Verstopfung verwendet. Die Schleimstoffe quellen in Kombination mit Wasser auf und helfen einer trägen Peristaltik auf die Sprünge. Wissenschaftliche Studien deuten darauf hin, dass eine regelmäßige Leinsamenzufuhr das Brustkrebsrisiko senken kann. Das aus den Samen gepresste Leinöl ist ein wertvolles Pflanzenöl mit vielen ungesättigten Fettsäuren. Es ist sehr sauerstoffempfindlich und sollte daher – wie der Leinsamen generell – in luftdichten, dunklen Behältern aufbewahrt werden. Der Arzt William Davis, Autor des Bestsellers **Weizenwampe**, schwört auf Leinsamen als Weizenalternative.

Flohsamen

Flohsamen sind die Schalen einer in Afrika und Asien beheimateten Pflanze aus der Gattung der Wegeriche. Sie gelten als beliebte naturheilkundliche Nahrungsmittelergänzung bei Verdauungsstörungen. Die darin enthaltenen Ballaststoffe können enorm viel Wasser binden, was einen positiven Effekt auf die Peristaltik ausübt. Zudem beeinflussen Flohsamen das Wachstum der Darmflora positiv, senken den Cholesterinspiegel, lindern entzündliche Prozesse im Magen-Darm-Trakt und helfen gegen Übergewicht und Fettleibigkeit.

Samen und Nüsse – wahre Kraftwerke

Samen und Nüsse sind äußert ballaststoffreich und enthalten viele Vitalstoffe. Eine besonders wertvolle Nährstoffbombe ist die Walnuss. Sie hat einen hohen Gehalt an Omega-3-Fettsäuren und liefert die Vitamine A, B_1, B_2, C, E, Nicotinsäure, Zink, Kalium, Magnesium, Phosphor und Eisen. Besonders gut eignet sie sich als Pausensnack. Das in der Walnuss enthaltene Fett ist sehr gesund, das ebenfalls enthaltene Serotonin hilft, den Appetit zu zügeln. Auch in Mandeln, Sesam, Mohn, Hanfsamen, Haselnüssen, Pinienkernen, Sonnenblumenkernen und Kürbiskernen sind wertvolle Nährstoffe enthalten. Experimentieren Sie und bauen Sie diese

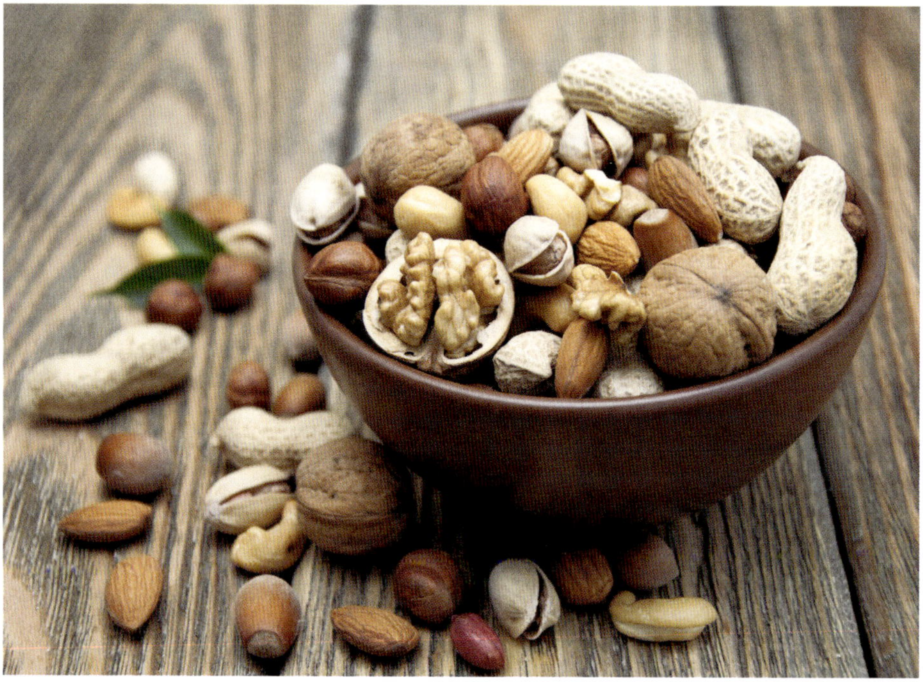

Kraftwerke öfter in Ihren täglichen Speiseplan ein. Herz, Hirn, Nerven und Verdauung werden es Ihnen danken. Gemahlene Nüsse und Samen eignen sich auch hervorragend als Weizenmehlersatz, zum Beispiel zum Panieren oder Eindicken von Suppen und Soßen, man kann damit sogar glutenfrei backen.

Maroni (Edelkastanie)

Botanisch ist die Maroni eine Nuss, sie enthält aber im Gegensatz zu anderen Nüssen sehr wenig Fett. Der Kohlenhydrat- und Ballaststoffanteil hingegen ist sehr hoch, was sie gerade für die Darmgesundheit zu einem äußerst interessanten Lebensmittel macht. Die Maroni enthält wertvolle Gerbstoffe und Bioflavonoide. Ihre komplexen Kohlenhydrate wirken sich äußerst positiv auf das Wachstum der Darmflora aus. Zudem kann sie mit wertvollen Spurenelementen und einer ganzen Menge an Vitaminen aufwarten. Weil die Maroni viele Kalorien hat und daher sehr sättigend und nährend ist, wird sie auch gerne bei schwer auszehrenden Krankheiten wie Krebs oder Aids verordnet. Hildegard von Bingen hat ihr einen besonderen Platz unter den therapeutisch wirksamen Lebensmitteln eingeräumt. Getrocknete Maroni werden auch zu Mehl vermahlen – dieses Mehl ist glutenfrei und kann somit bei Zöliakie und Glutenunverträglichkeit verwendet werden.

Hülsenfrüchte

Bohnen, Linsen, Kichererbsen und Erbsen gehören zu den eiweißreichen Hülsenfrüchten und haben einen sehr hohen Ballaststoffgehalt. Wenn man sie verträgt, sind sie eine darmstärkende und gesunde Mahlzeit und eine hervorragende Nährstoffquelle. Um sie weniger blähend zu machen, empfiehlt es sich, die Hülsenfrüchte vor dem Kochen mehrere Stunden in Wasser einzuweichen und das Einweichwasser vor dem Kochen abzugießen. Auch die Beigabe von Gewürzen wie Bohnenkraut, Fenchel, Anis, Kümmel, Ingwer oder Algen kann die blähende Wirkung bremsen.

Eine in der TCM und im indischen Ayurveda sehr gepriesene Hülsenfrucht ist die Mungobohne. Die chinesische Diätetik verwendet sie bei Durchfall, der durch feuchte Hitze verursacht wird, im Ayurveda wird sie zur Reinigung, Entgiftung und Gewichtsreduktion eingesetzt.

Verdauungskraft aus ganzheitlicher Sicht

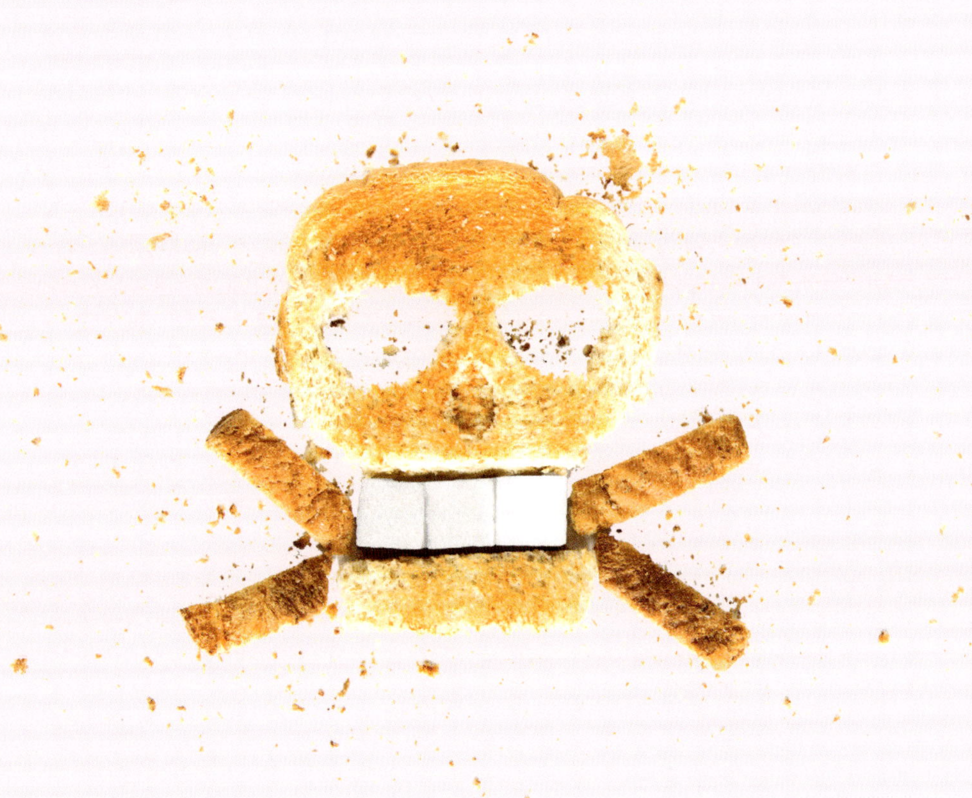

In ganzheitlichen Gesundheitssystemen wie der Traditionellen Chinesischen Medizin (TCM), dem indischen Ayurveda oder den Lehren der Hildegard von Bingen wird unserer Verdauung eine zentrale Rolle zuerkannt. Was diese Systeme noch gemeinsam haben: Sie beziehen die Unterschiedlichkeit der Menschen und ihrer Umgebung mit ein. Konstitution, Alter, Geschlecht, berufliche Realitäten, Jahreszeiten, die geografische Lage, seelische und geistige Faktoren – all das sind wesentliche Komponenten, die es zu berücksichtigen gilt, um vor allem chronische Beschwerden besser in den Griff zu bekommen.

Unsere Verdauung aus Sicht der TCM

Der ganzheitliche Zusammenhang von Organsystemen steht in der Traditionellen Chinesischen Medizin im Vordergrund, während unsere schulwissenschaftlichen Systeme Organe häufig einzeln und isoliert betrachten. Die Zerlegung und Aufnahme von Nahrung bildet den Mittelpunkt des Körpergeschehens, die entsprechenden Funktionskreise – Milz und Magen – werden deshalb „Mitte" genannt. Natürlich sind auch Dick- und Dünndarm an der Nahrungsumwandlung beteiligt, allerdings haben sie einen anderen Stellenwert als Milz und Magen. Die Ernährungsgewohnheiten von Patientinnen und Patienten genauer unter die Lupe zu nehmen, ist in der TCM ein wesentlicher Teil von Anamnese und Behandlung.

Die Themen „Feuchtigkeit" und „Wärme"

Neben der Energiegewinnung stellt die Umwandlung von Feuchtigkeit eine wichtige Basis für einen funktionierenden Stoffwechsel dar: Kann die durch Nahrung oder äußere Einflüsse entstandene Feuchtigkeit von der Mitte nicht ausreichend transformiert werden, entstehen Schlacken, auch „Schleim" genannt, und blockieren den natürlichen Energiefluss. Dies kann zu massiven Störungen des Wohlbefindens und zu Krankheiten führen. Übergewicht, Cellulite und Verdauungsstörungen sind häufig erste Anzeichen für eine schwache Mitte.

In der TCM werden Lebensmitteln kühlende oder wärmende Eigenschaften zugeordnet. Ein Übermaß an Nahrung mit kaltem Temperaturverhalten (Joghurt, Mineralwasser, Salat, überwiegend Rohkost, Fruchtsäfte, eisgekühlte Getränke etc.) sowie an kalten und ungekochten Mahlzeiten schwächt Verdauung und Stoffwechsel und kühlt den Körper ab. Um die daraus resultierenden Verdauungsprobleme, Blähungen und Wassereinlagerungen zu vermeiden, wird empfohlen, dem Körper größtenteils warme bzw. gekochte Nahrung zuzuführen.

Als schädigend für unsere Verdauungskraft werden unregelmäßiges oder kaltes Essen, häufige Diäten, verschleimende Nahrungsmittel und energetisch minderwertige Nahrung wie Tiefkühl- oder Mikrowellenkost, Konserven und anderwärtig industriell hergestellte Lebensmittel angesehen. Auch eine Ernährung, die dem natürlichen Lauf der Jahreszeiten widerspricht, schadet aus TCM-Sicht unserem Organismus. Tropische Früchte im Winter kühlen den Körper und das Verdauungsfeuer und lassen es Schwerarbeit leisten. Durchfall, Verdauungsträgheit, Blähungen und unverdaute Nahrungsreste im Stuhl sind häufige Anzeichen, dass unsere Nahrung zu kalt oder zu kühlend ist und nicht entsprechend verwertet wird.

Dünndarm und Dickdarm in der TCM

Der Dünndarm ist dafür verantwortlich, den vorverdauten Nahrungsbrei aus dem Magen zu empfangen, wie es in der TCM heißt. Er trennt „das Klare vom Trüben" – auch im übertragenen Sinn. Sehr eng steht er mit unserem Herzen in Verbindung, was wir merken, wenn sich unsere Nervosität auf die Verdauung auswirkt: Durchfall vor Prüfungen oder wichtigen Terminen ist fast jedem bekannt.

Der Dickdarm empfängt die festen und flüssigen Bestandteile des „Trüben". Als „großer Ausscheider" ist er die letzte Instanz der Reinigung und sorgt dafür, dass Giftstoffe und andere schädliche Substanzen den Körper wieder verlassen. Eine enge Verbindung sieht die TCM zwischen Darm, Lunge und Haut: Störungen im Verdauungsbereich zeigen sich also auch häufig über Hautprobleme.

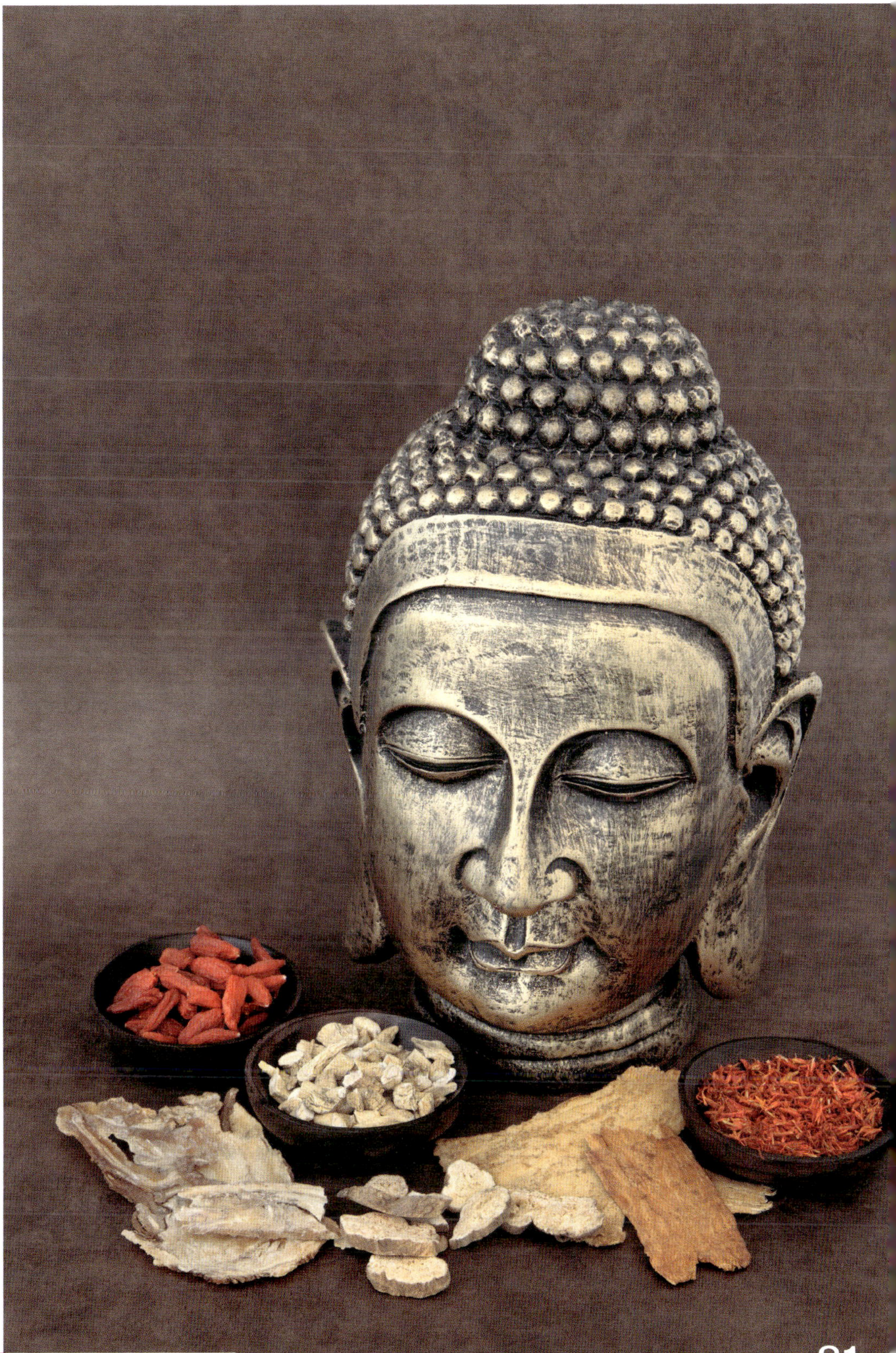

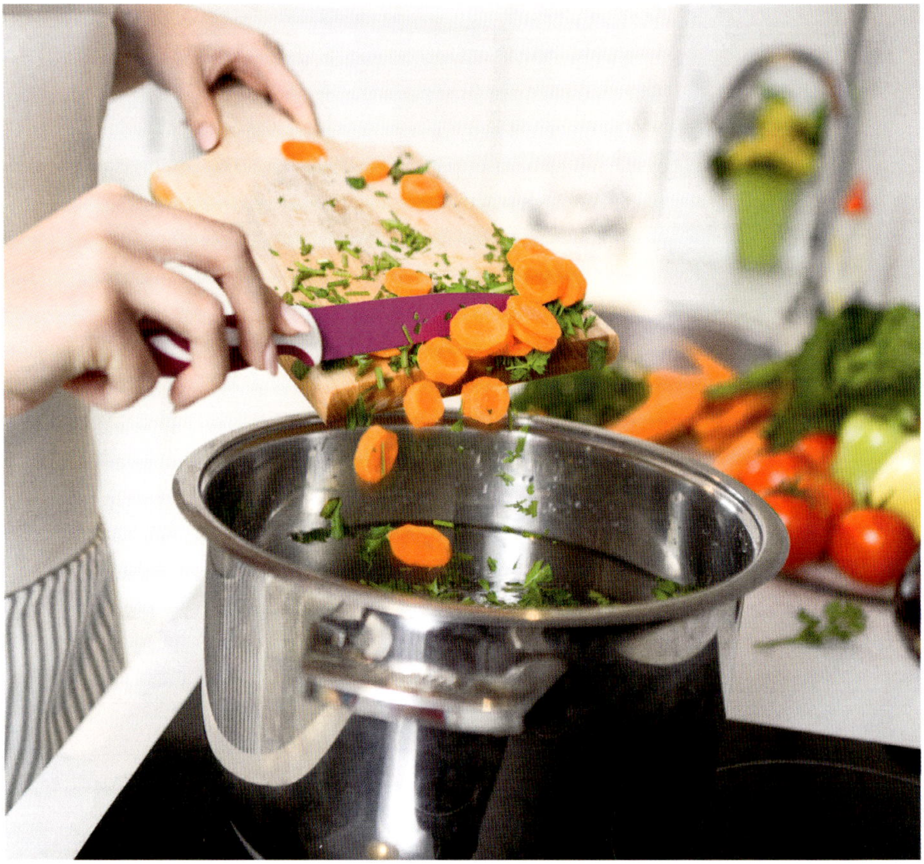

Der gesunde süße Geschmack

Der süße Geschmack stärkt die zentralen Systeme der Nahrungsaufnahme und fördert eine gesunde Mitte. Die TCM setzt auf natürliche Süße, die in Nahrungsmitteln wie Karotten, Pastinaken, Hirse, Kürbis, Rindfleisch, Kalbfleisch, Roter Bete (Roten Rüben), Trockenfrüchten, Fenchel, Mais, Ei, Butter, Milch, Äpfeln, Birnen, Vanille, Süßreis, Honig, Nüssen, Maroni, Malz und vielem mehr enthalten ist. Ein dauernder Heißhunger auf Zucker und Schokolade kann auf eine schwache Mitte hinweisen. Wenn wir regelmäßig gekochte und ausgewogene Ernährung mit ausreichend gesundem süßen Geschmack zu uns nehmen, wird sich das Bedürfnis nach Zucker bald von selbst reduzieren. Wichtig wäre es, die richtige Süße im richtigen Ausmaß zu essen. Weißer Industriezucker schwächt hingegen den Organismus und im Speziellen unsere Verdauungskraft.

Zucker und Weizen in der TCM

Ein Blick in die Bücher der Jahrtausende alten TCM lohnt sich auch die Nahrungsmitteln Zucker und Weizen betreffend. Allerdings muss man zwei Dinge bedenken: Wenn von Zucker gesprochen wird, dann geht es um braunen oder weißen Rohrzucker, denn dieser wird und wurde in China kultiviert. Und die dem Weizen zugerechneten Wirkweisen beziehen sich auf die einst kultivierten Weizensorten. An den Rezepturen und Empfehlungen wird in der medizinischen Anwendung von Weizen und Zucker jedenfalls auch hier sichtbar: Die Dosis macht das Gift.

Der Anbau von Weizen und Gerste ist in China seit dem dritten Jahrtausend vor Christus belegt, mittlerweile verdrängt Weichweizen andere Getreidesorten. Er wird in der Küche zur Herstellung von Kuchen und Teigwaren sowie als therapeutisches Heilmittel verwendet. Die TCM ordnet dem Weizen ein kühles bzw. kaltes Temperaturverhalten und einen süßen Geschmack zu, man sieht einen Zusammenhang zu den Funktionskreisen Herz, Niere und Milz. Weizen soll das Herz stützen, die Milz- und Nierenenergie auffüllen bzw. stärken, Unruhe und Hitze beseitigen, die Harnausscheidung anregen, den Durst stillen sowie Schweiß zurückhalten. Therapeutisch wird er bei Angst- und Erregungszuständen, Desorientiertheit, Unruhe, Gereiztheit, Schlafproblemen und trockenem Mund verordnet.

Da in der TCM aber auch die Zubereitung und Behandlung von Lebensmitteln Einfluss auf ihre Wirkweise haben, werden dem Weizenmehl, also dem gemahlenen Weizenkorn, ganz andere Eigenschaften zugeordnet, als dem ganzen Weizenkorn. So gilt das Temperaturverhalten des Mehls als warm. Es wird ausdrücklich darauf hingewiesen, dass aufgrund der veränderten Wirkweise Lebensmittel aus Weizenmehl bei den durch Hitze ausgelösten Symptomen nicht empfohlen werden.

Auch Zucker wurde und wird in der TCM zum Einsatz gebracht. Dem braunen Zucker wird je nach Quelle sowohl ein warmes als auch ein kaltes Temperaturverhalten nachgesagt, weißer Zucker gilt als warm bis neutral. Naturgemäß wird Zucker dem süßen Geschmack zugeordnet. Daraus ergeben sich unter anderem auch die zugeschriebenen Wirkweisen wie „die Mitte auffüllend" und „die Leber besänftigend". Brauner Zucker wirkt auf die Funktionskreise Milz, Magen und

Leber, dem weißen Zucker wird zusätzlich eine befeuchtende Wirkung auf die Lunge zugeschrieben. Blut werde dynamisiert und harmonisiert, heißt es, Stauungen können gelöst und akute Schmerzen gelindert werden. Zucker ist laut TCM bei Bauchschmerzen, Brechreiz, Regelstörungen, schmerzhaften Regelblutungen oder lange andauerndem, schmerzvollem Durchfall mit Appetit- und Durstlosigkeit angesagt. Weißer Zucker wird zur Therapie bei trockenem Husten, speziellen Magenproblemen und nach übermäßigem Alkoholkonsum verordnet. Bei allen Erkrankungen, die mit Feuchtigkeit, Schleim und sogenannter „feuchter Hitze" einhergehen, sollte kein Zucker konsumiert werden. Auf die zahnschädigende Wirkung wird in der TCM bereits um 704 n. Chr. hingewiesen.

Das Verdauungsfeuer aus Sicht des Ayurveda

Das Ayurveda stammt aus Indien und ist das älteste ganzheitliche medizinische System. Der Verdauung wird auch hier eine zentrale Bedeutung für die Gesundheit zugeordnet: Unser **Agni**, das sogenannte Lebensfeuer, steht damit in einem engen Zusammenhang und muss stets gepflegt werden. Nahrungsmittel werden laut Ayurveda mit Hilfe dieses Lebensfeuers verdaut und abgebaut und können so unseren Körper nähren. Leben und Tod hängen in letzter Konsequenz von einem funktionierenden **Agni** ab.

Auch das Ayurveda setzt auf eine ganzheitliche Betrachtungsweise und bezieht mehr Organe in unseren Verdauungsprozess mit ein, als nur den Darm. Störungen in der Verdauung verursachen die Bildung von Rückständen, Schlacken bzw. Giftstoffen, sie werden im Ayurveda **Mala** oder **Ama** genannt. Ama bedeutet unreif und bringt zum Ausdruck, dass Lebensmittel nicht ausreichend umgewandelt wurden. Störungen im Stoffwechsel sind die Folge: klassische Verdauungsprobleme wie Blähungen und Verstopfung, aber auch Gastroenteritis, chronische Gastritis oder Colitis – allesamt entzündliche Krankheiten des Magen-Darm-Traktes. Selbst Formen der Arthritis, Gicht, Fettleibigkeit, Diabetes oder krankhafte Störungen der Schilddrüse werden auf Störungen des Verdauungsfeuers zurückgeführt. Entgiftende und das Verdauungsfeuer aufbauende Diäten werden ebenso empfohlen

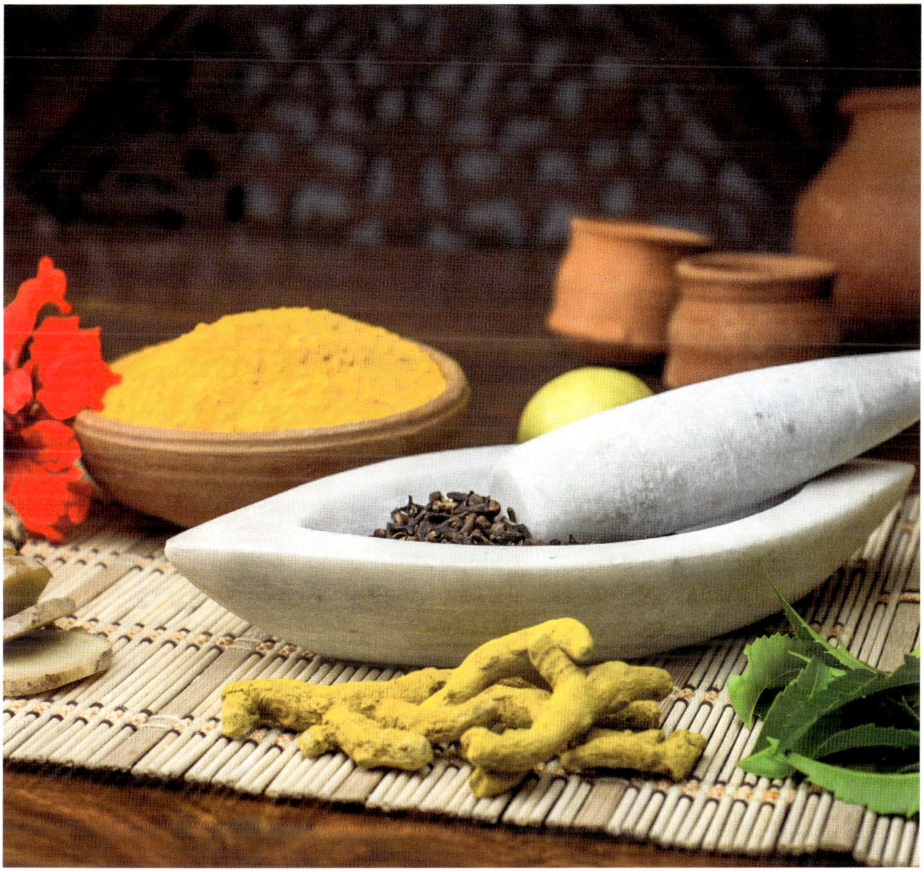

wie geistige Übungen, denn als ganzheitliches System legt die ayurvedische Heilkunst auf seelische und geistige Aspekte besonders großen Wert. Ein Umdenken in diese Richtung setzt auch im Westen langsam ein. Das Thema Stress zum Beispiel führt die Menschen in unseren Breiten wieder zu meditativen Formen der Geistesschulung.

Auch einige der wesentlichsten von Hildegard von Bingen genannten Ernährungsfehler decken sich übrigens mit vielen Ansätzen der Traditionellen Chinesischen Medizin und dem Ayurveda. So machte Hildegard zu große Portionen ebenso verantwortlich für den Ausbruch von Krankheiten, wie den Verzehr unzureichend gegarter bzw. roher Nahrung.

Low-Carb – die Kohlenhydratgegner

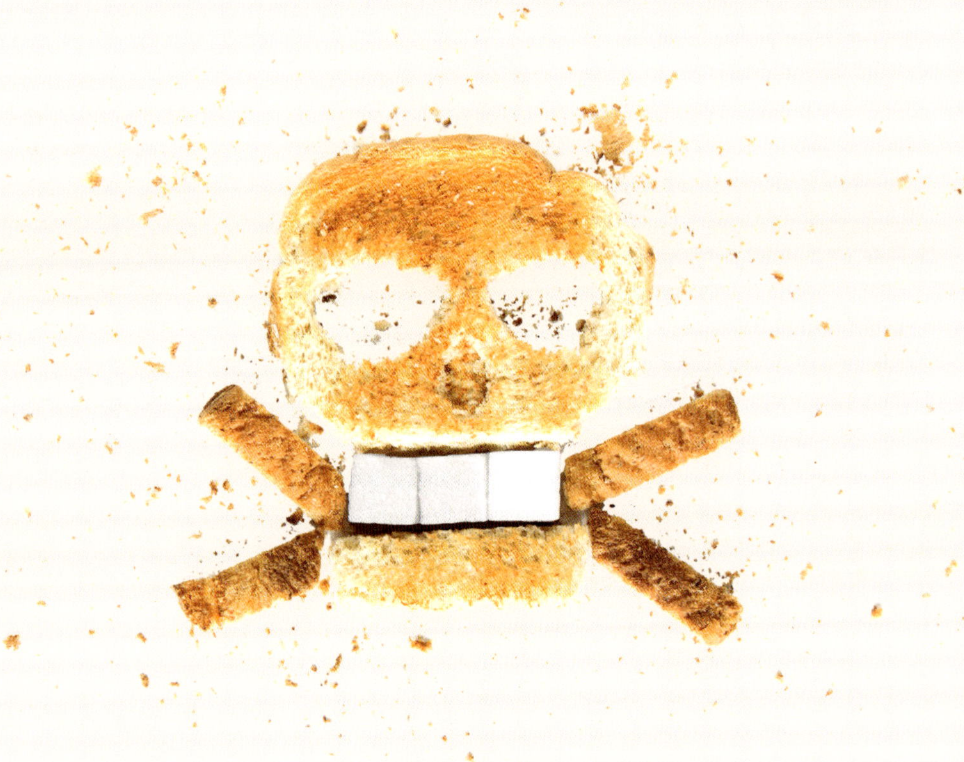

In der Diskussion um die Gefahren des Weizens werden Getreide und glutenhaltige Lebensmittel oft generell in Frage gestellt. Gerade wenn es um Störungen des Metabolismus geht, stehen sie häufig auf der Anklagebank. Ob beim Abnehmen oder bei Diabetes – der Verstoffwechslung vieler Kohlenhydrate wird heute berechtigterweise äußerst skeptisch begegnet. Viele Ernährungsschulen bauen deswegen auf einer betont kohlenhydratarmen Diät auf. Die gängigsten wollen wir hier vorstellen.

Low-Carb

Die übliche Ernährung in der westlichen Welt besteht heute zu rund 50 Prozent aus Kohlenhydraten wie Getreide und Kartoffeln. Low-Carb-Diäten reduzieren diesen Anteil in unterschiedlichem Ausmaß, manche davon sogar gegen null. Unter Low-Carb werden also Ernährungsformen zusammengefasst, denen eine geringe Kohlenhydratzufuhr gemeinsam ist, das tägliche Brot besteht dann vor allem aus Gemüse, Hülsenfrüchten, Nüssen, Milchprodukten, Fleisch, Fisch und Fetten.
Wird der Körper nicht ausreichend mit langkettigen Kohlenhydraten, wie sie in Getreide oder Kartoffeln vorkommen, versorgt, verändert sich der Stoffwechsel in Richtung Katabolismus, einem abbauenden Stoffwechsel – im Gegensatz zum aufbauenden Anabolismus. Die in den Zellen benötigte Energie wird dann mittels Fettverbrennung gewonnen, was unter anderem bedeutet, dass Fettreserven aus der Leber angeknabbert werden und eine Gewichtsreduktion erfolgt. Gerade zum Abnehmen sind Low-Carb-Diäten somit besonders beliebt.

Glykämischer Index (GI)

Bei vielen Ernährungsformen wie zum Beispiel bei den Low-Carb-Diäten spielt der glykämische Index (GI) eine zentrale Rolle.

Der GI gibt an, wie sich ein Lebensmittel auf den Blutzuckerspiegel auswirkt. Beschrieben wird damit der Anstieg des Blutzuckers beim Konsum von 50 Gramm der Kohlenhydrate, die in diesem Lebensmittel vorkommen. Als Referenzwert von 100 gilt der Anstieg des Blutzuckers bei der Konsumation von 50 Gramm

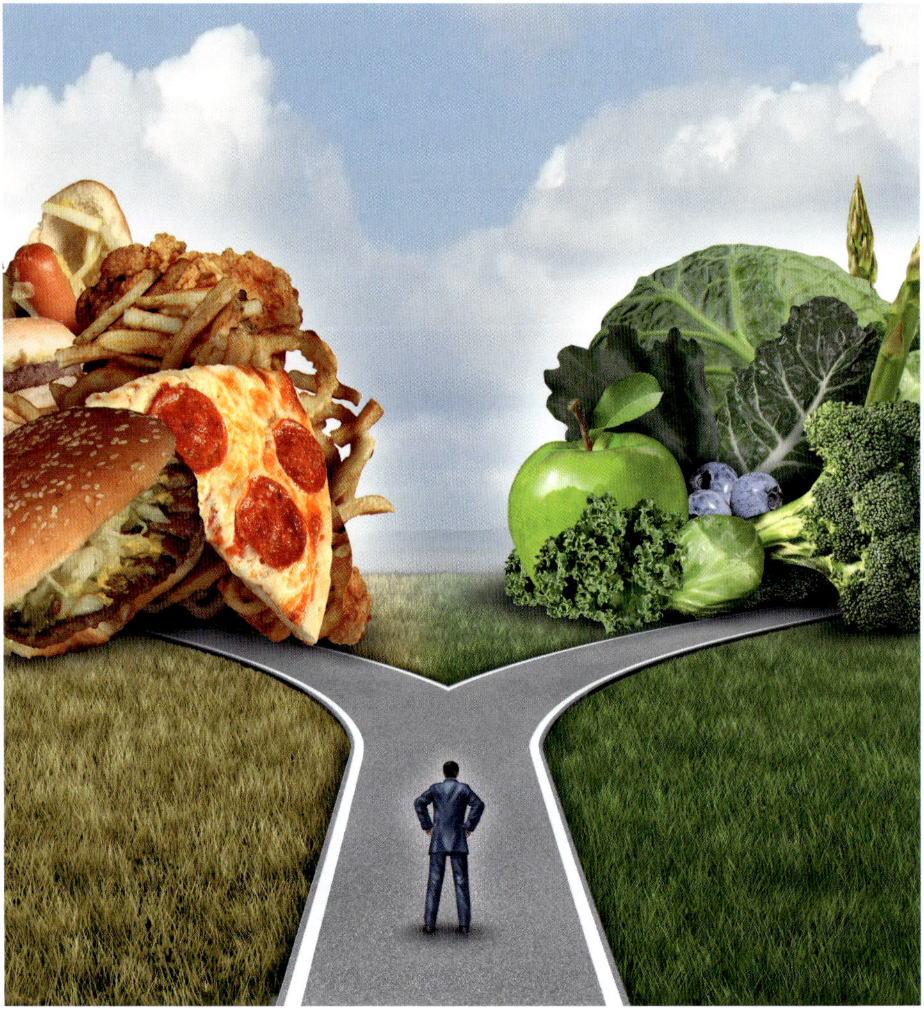

Traubenzucker – Glukose gelangt nämlich am schnellsten ins Blut. Einen niedrigen GI haben unter anderem Hülsenfrüchte, Gemüse und Vollkorkprodukte – Weißbrot und Cornflakes dagegen haben einen sehr hohen. Je nach Diät werden unterschiedliche Grenzwerte als gesund angesehen.

Eine gängige Einteilung für den glykämischen Index lautet:

* niedrig – unter 55
* mittel – 56 bis 69
* hoch – über 70

Kritisiert wird diese Einteilung aber wegen ihrer unpraktischen Anwendung. Es wird nämlich nicht die Wirkung von 50 Gramm eines Lebensmittels gemessen, sondern von 50 Gramm der in einem Lebensmittel enthaltenen Kohlenhydrate. Zudem wird nicht berücksichtigt, wie sich die Lebensmittel gegenseitig beeinflussen oder inwieweit sich die Zubereitungsform von Lebensmitteln auswirkt. Eine bessere Orientierung wird deshalb dem Begriff der glykämischen Last zugeschrieben.

Glykämische Last (GL)

Die glykämische Last ist eine Erweiterung des glykämischen Index und berücksichtigt auch die Kohlenhydratdichte eines Lebensmittels und somit den Gesamtkohlenhydratgehalt. Die Berechnungsformel lautet:

$$\frac{\text{Glykämischer Index x Gramm Kohlenhydrate pro Portion eines Lebensmittels}}{100}$$

Die zugeführte Kohlenhydratmenge spielt hier eine wesentliche Rolle – der errechnete Wert ist somit aussagekräftiger als der GI. Ein Beispiel: Der glykämische Index von Karotten und Weißbrot liegt nicht so weit auseinander, die glykämische Last von Weißbrot hingegen ist deutlich höher als jene von Karotten.

Für die glykämische Last lautet eine gebräuchliche Einteilung:

* niedrig – unter 10
* mittel – 10 bis 19
* hoch – über 20

Tabelle – Beispiele glykämischer Index und glykämische Last

Lebensmittel – wenn nicht anders angegeben 100 g	Kohlenhydrate	Glykämischer Index	Glykämische Last
Fleisch			
Kalbfleisch	0	niedrig	niedrig
Rinderbraten	0	niedrig	niedrig
Hühnerfleisch	0	niedrig	niedrig
Fisch			
Bachsaibling	0	niedrig	niedrig
Forelle	0	niedrig	niedrig
Lachs	0	niedrig	niedrig
Milchprodukte			
Acidophilus-Milch	4 g	niedrig	niedrig
Buttermilch	4 g	niedrig	niedrig
Extra-Vollmilch	5 g	niedrig	niedrig
Joghurt 3,6 %	5 g	niedrig	niedrig
Magermilchpulver	52 g	**hoch**	**hoch**
Bergkäse	0	niedrig	niedrig
Brie	0	niedrig	niedrig
Butterkäse	0	niedrig	niedrig
Emmentaler	0	niedrig	niedrig
Mozzarella	0	niedrig	niedrig
Schafkäse	0	niedrig	niedrig
Grießpudding natur	16 g	hoch	mittel
Pflanzenmilch-Produkte			
Sojamilch ungesüßt	Spuren	niedrig	niedrig
Dinkelmilch ungesüßt	7 g	niedrig	niedrig
Reismilch ungesüßt	4 g	niedrig	niedrig
Sojajoghurt Vanille mit Maissirup	73 g	niedrig	**hoch**
Fleischersatz			
Tofu	Spuren	niedrig	niedrig
Eier			
Hühnerei (1 Stück à 60 g)	Spuren	niedrig	niedrig

Lebensmittel – wenn nicht anders angegeben 100 g	Kohlenhydrate	Glykämischer Index	Glykämische Last
Fette			
Butter	Spuren	niedrig	niedrig
Olivenöl	Spuren	niedrig	niedrig
Maiskeimöl	0	niedrig	niedrig
Sonnenblumenöl	0	niedrig	niedrig
Mayonnaise 50 % Fett	4 g	niedrig	niedrig
Obst			
Apfel	11 g	niedrig	niedrig
Banane	14 g	niedrig	niedrig
1 Dattel, getrocknet	5 g	hoch	niedrig
Datteln, getrocknet	66 g	hoch	**hoch**
Granatapfel	6 g	niedrig	niedrig
Marille	8 g	mittel	niedrig
1 EL (=20 g) Rosinen	13 g	mittel	niedrig
Rosinen	66 g	mittel	**hoch**
Wassermelone	4 g	hoch	niedrig
Gemüse			
Artischocke	1 g	niedrig	niedrig
Avocado	Spuren	niedrig	niedrig
Brokkoli	2 g	niedrig	0
Eisbergsalat	1 g	niedrig	niedrig
Fenchel	3 g	niedrig	0
Gurke	1 g	niedrig	0
Karfiol	2 g	niedrig	0
Kartoffel gekocht	15 g	mittel	mittel
Kürbis	5 g	hoch	niedrig
Hülsenfrüchte			
Erbsen getrocknet und gekocht	16 g	niedrig	niedrig
Kichererbsen gekocht	14 g	niedrig	niedrig
Linsen gekocht	18 g	niedrig	niedrig

Lebensmittel – wenn nicht anders angegeben 100 g	Kohlenhydrate	Glykämischer Index	Glykämische Last
Getreide			
Buchweizen gekocht	22 g	niedrig	mittel
1 EL (10 g) Haferflocken	6 g	niedrig	niedrig
Haferflocken	63 g	niedrig	**hoch**
Maisgrieß (Polenta)	74 g	mittel	**hoch**
Müsli mit Früchten, ungezuckert	63 g	mittel	**hoch**
Reis geschält, gekocht	21 g	mittel	mittel
Reis ungeschält, gekocht	23 g	niedrig	mittel
Roggenvollkornmehl	60 g	mittel	**hoch**
Weizenmehl Type 1050	67 g	hoch	**hoch**
Weizenvollkornmehl	60 g	mittel	**hoch**
Brot und Gebäck			
Baguette	51 g	hoch	**hoch**
Diätzwieback	77 g	hoch	**hoch**
1 Scheibe (10 g) Knäckebrot	7 g	niedrig	niedrig
Knäckebrot	73 g	niedrig	**hoch**
Kornweckerl mit Sonnenblumenkernen	42 g	hoch	**hoch**
Reiswaffel	84 g	hoch	**hoch**
Pumpernickel	37 g	niedrig	mittel
1 Scheibe (40 g) Roggen Vollkornbrot	15 g	mittel	niedrig
Roggenvollkornbrot	37 g	mittel	**hoch**
Semmel	51 g	hoch	**hoch**
1 Scheibe (40 g) Weizenvollkornbrot	17 g	hoch	mittel
Weizenvollkornbrot	41 g	hoch	**hoch**

Lebensmittel – wenn nicht anders angegeben 100 g	Kohlenhydrate	Glykämischer Index	Glykämische Last
Teigwaren			
Spaghetti, gekocht	24 g	niedrig	niedrig
1 Portion (210 g) Spaghetti, gekocht	51 g	**hoch**	**hoch**
100 g Vollkornteigwaren ohne Ei, gekocht	26 g	niedrig	niedrig
1 Portion (210 g) Vollkorn-teigwaren ohne Ei, gekocht	55 g	niedrig	**hoch**
Samen und Nüsse			
Erdnuss ohne Schale	8 g	niedrig	niedrig
Kürbiskerne	14 g	niedrig	niedrig
Kokosnuss	5 g	niedrig	niedrig
Leinsamen	0	niedrig	niedrig
Mandel	4 g	niedrig	niedrig
Walnuss	7 g	niedrig	niedrig
Süßigkeiten			
1 Rippe (16,7 g) Bitterschokolade	8 g	niedrig	niedrig
Bitterschokolade	46 g	niedrig	**hoch**
1 EL (15 g) Zucker weiß	15 g	mittel	mittel
Zucker weiß	100 g	mittel	**hoch**
1 EL (15 g) Brauner Rohzucker	15 g	mittel	mittel
Brauner Rohzucker	97 g	mittel	**hoch**
1 Stück (4,6 g) Dinkel-Vollkorn-Keks	2 g	niedrig	niedrig
Dinkel-Vollkorn-Keks	52 g	niedrig	**hoch**
1 EL (15 g) Honig	11 g	niedrig	niedrig
Honig	75 g	niedrig	**hoch**
1 Rippe (16,7g) Milchschokolade	9 g	niedrig	niedrig
Milchschokolade	54 g	niedrig	**hoch**

Quelle: Die Diabetes-Fibel, Ingrid Kiefer und Michael Kunze, Kneipp Verlag

Die Menge macht es aus!

Was gerade anhand der Tabellen zur glykämischen Last sehr gut ersichtlich wird, ist wieder einmal die Tatsache, dass „die Dosis das Gift macht". Eine Rippe Schokolade, ein Esslöffel Zucker oder eine Scheibe Vollkornroggenbrot sind noch kein Problem. Wenn wir aber die GL von jeweils 100 Gramm der verschiedenen Lebensmittel miteinander vergleichen, sehen wir rasch, welche davon unseren Blutzuckerspiegel in die Höhe treiben, wenn wir mehr davon essen.

Verschiedene Low-Carb-Diäten

Der Engländer William Banting gilt als Vater der Low-Carb-Bewegung: Bereits im 19. Jahrhundert löste er mit seiner Schrift **Letter on Corpulence** eine erste Diätwelle in Europa aus. Die von ihm beschriebene Diät hatte ihm sein Arzt empfohlen, sie war extrem fleischbetont. Auch der deutsche Arzt Wilhelm Ebstein setzte bereits im 19. Jahrhundert auf eine Diät, die sich vorrangig auf Fleisch und Fett stützte. Heute gibt es eine Reihe von Diäten mit kohlenhydratreduzierter Kost, einige bekannte Vertreter wollen wir Ihnen hier vorstellen.

Lutz-Diät

Das 1967 veröffentlichte Buch des österreichischen Arztes Wolfgang Lutz, **Leben ohne Brot**, hat sich über die Jahrzehnte zu einem Bestseller entwickelt. Im Mittelpunkt steht darin weniger das Abnehmen, sondern der Einsatz der Therapieform für das allgemeine Wohlbefinden und für die Behandlung bei chronischen Erkrankungen (Morbus Crohn, Colitis Ulcerosa, Magenerkrankungen, Metabolisches Syndrom, Gicht und Erschöpfungszustände etc.). Wie die Anhänger der populären Steinzeiternährung postuliert Lutz, dass dem modernen Menschen eine Ernährung mit hochkalorischen Kohlenhydraten nicht zuträglich sei. Er empfiehlt eine eiweiß- und fettreiche Ernährung, die tägliche Kohlenhydratzufuhr soll sechs Broteinheiten bzw. 72 Gramm nicht übersteigen (eine Broteinheit entspricht 12 Gramm Kohlenhydraten), Menschen mit Vorerkrankungen und alten Menschen empfiehlt er maximal neun Broteinheiten bzw. 108 Gramm.

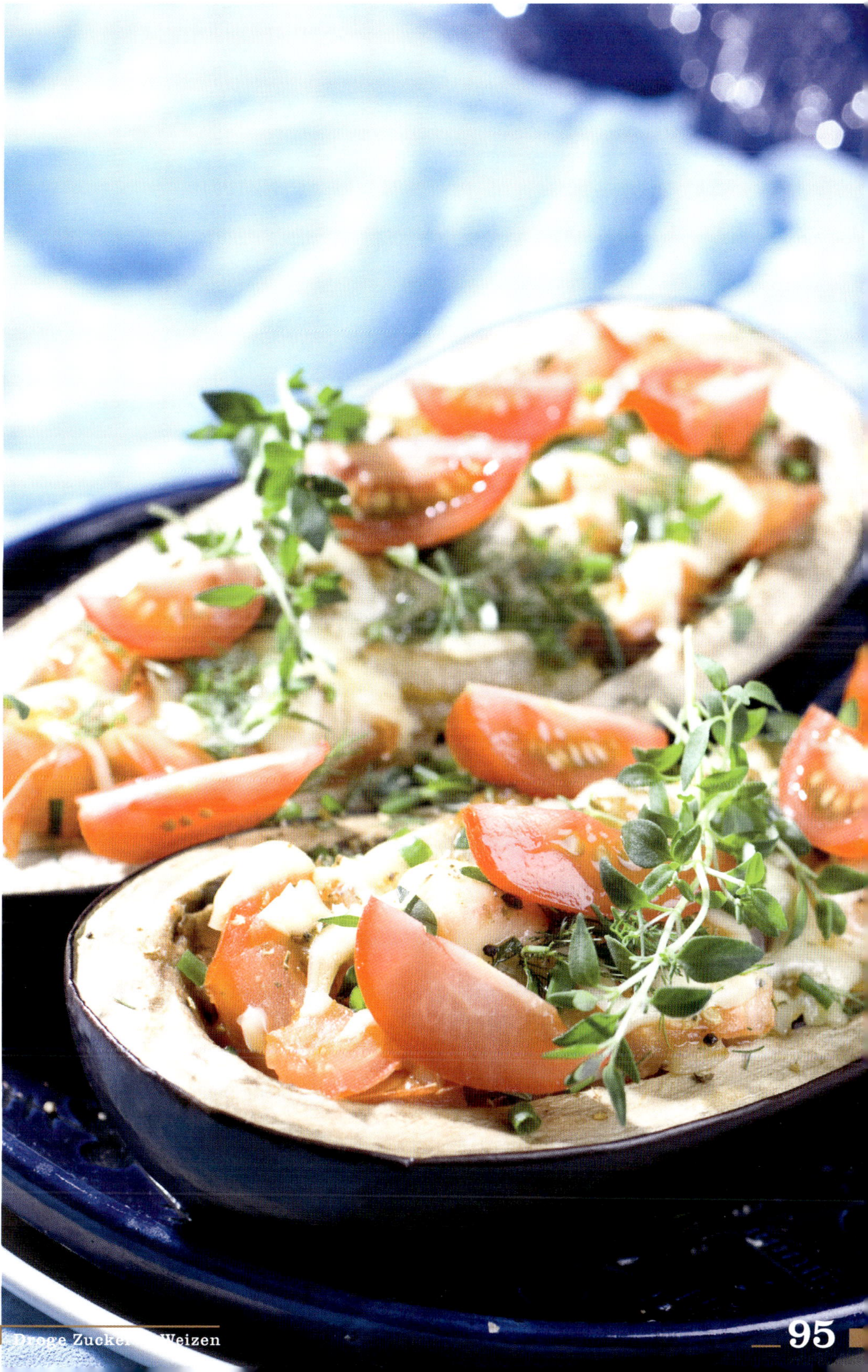

Atkins-Diät

Die in den 1970er-Jahren entstandene Atkins-Diät orientiert sich an einer massiven Reduktion von Kohlenhydraten, vorherrschende Elemente sind Fette und Eiweiße. Die Zufuhr von Kohlenhydraten wird in der Einstiegsphase auf fünf Gramm pro Tag beschränkt und später auf bis zu 20 Gramm pro Tag angehoben.

Die Diät besteht aus vier Phasen, zu Beginn stehen Nahrungsumstellung und Fettabbau im Mittelpunkt. In der letzten Phase, auch lebenslange Erhaltungsdiät genannt, sind Teigwaren und Kartoffeln nur in Ausnahmefällen erlaubt, viel Gemüse, Fisch und Obst stehen auf dem Speiseplan. Regelmäßiger Sport wird ebenso empfohlen wie die Konsumation von Nahrungsergänzungsmitteln, Vitaminen und Mineralstoffen.

Die 1989 gegründete Atkins Nutritionals Inc. musste nach dem Schrumpfen ihrer Jüngerschaft jedoch schließlich Insolvenz anmelden.

Dukan-Diät

Die Dukan-Diät wurde in den 1970er-Jahren vom französischen Ernährungswissenschaftler Pierre Dukan entwickelt. Auch hier werden Kohlenhydrate reduziert, Fett und Eiweiß hingegen in größeren Mengen verzehrt. Die Diät ist in vier Phasen eingeteilt, in der zehntägigen Anfangsphase soll vor allem rasch Gewicht verloren werden: viel mageres Eiweiß und anderthalb Löffel Haferkleie stehen täglich auf dem Speiseplan. In der zweiten Phase sind 72 eiweißreiche Lebensmittel und 28 Gemüsesorten erlaubt, reine Eiweißtage und Eiweiß-Gemüse-Tage wechseln einander ab, dazu werden jeden Tag zwei Esslöffel Haferkleie gegessen. In der dritten Phase, der sogenannten Stabilisierungsphase, gibt es dann täglich zweieinhalb Esslöffel Haferkleie und zusätzlich zu den bereits erlaubten Lebensmitteln zwei Scheiben Vollkornbrot, 40 Gramm Hartkäse und ein Stück Obst. In der letzten Phase, der Erhaltungsphase, sind wieder alle Lebensmittel erlaubt, allerdings soll einmal wöchentlich ein reiner Proteintag eingelegt werden.

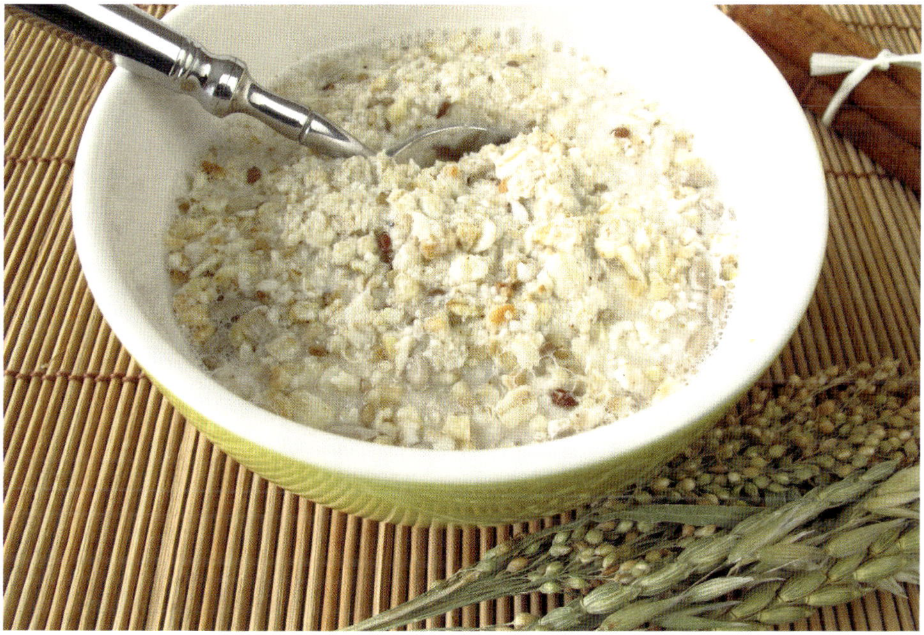

Die Dukan-Diät hat zahlreiche Anhänger /innen, aber ebenso viele Kritiker/innen (auf das, was die Kritiker/innen von Low-Carb-Diäten sagen, wollen wir später noch genauer eingehen).

Montignac-Methode

Erfinder dieser Methode, die in den 1980er-Jahren ihren Ausgang nahm, war ein gewisser Michel Montignac – er bekämpfte sein Übergewicht mit einer Kohlenhydrat reduzierten Zwei-Phasen-Diät. In Phase eins wird das Gewicht reduziert, indem nur Lebensmittel mit niedrigem glykämischen Index, kombiniert mit Fett und Eiweiß, gegessen werden, in der zweiten Phase darf der glykämische Index kohlenhydrathaltiger Speisen dann etwas höher liegen. Gemieden werden sollen vor allem Zucker, Mais, Kartoffeln, weißer Reis (mit Ausnahme von Wild- und Basmatireis), Weißmehl, gekochte Karotten und Bier. Besonderes Augenmerk wird auf die Kombination von Lebensmitteln gelegt: Fett und Ballaststoffe sollen den glykämischen Index herabsetzen. Dementsprechend gelten manche Kombinationen besser als andere. Auch auf die Zubereitungsmethode wird geachtet.

LOGI-Methode

LOGI steht für Low Glycemic and Insulinemic – mit Hilfe dieser Diät sollen also Blutzuckerspiegel und Insulinausschüttung niedrig gehalten werden. Ihre Anhänger wollen neben einer Gewichtsabnahme bzw. Gewichtsstabilität auch andere gesundheitliche Ziele erreichen, zum Beispiel die Senkung der Blutfettwerte. Ein gänzlicher Verzicht auf Kohlenhydrate ist nicht notwendig, ein maßvoller Umgang damit wird aber empfohlen.

Der Ursprung der Methode stammt aus einer Ambulanz für übergewichtige Jugendliche in Amerika bzw. von den Ernährungsvorschlägen David Ludwigs von der Medizinischen Fakultät der Harvard Universität. Der deutsche Ernährungswissenschaftler Nicolai Worm hat diese Inhalte aufgenommen, weiterentwickelt und schließlich 2003 in einem Buch veröffentlicht, das zum Welterfolg wurde. Worm geht ab von der glykämischen Last, die seiner Meinung nach zu kurz greift, und prägt die Bezeichnung Low Glycemic and Insulinemic. Angelehnt an die klassische Ernährungspyramide entwickelt er seine eigene Pyramide, an deren Basis reichlich Gemüse, Obst und hochwertige Fette stehen, gefolgt auf Stufe zwei von Eiern, Milchprodukten, Fleisch, Geflügel und Fisch (also stark eiweißhaltigen Lebensmitteln) und erst auf Stufe drei von Kohlenhydraten aus Getreide. An der Spitze der Pyramide stehen Süßigkeiten, Weißmehlprodukte und dergleichen. Worm empfiehlt, dass rund 45 Prozent unseres Energiebedarfs aus Fetten und rund 25 Prozent aus Eiweiß stammen sollten. Einige Studien attestieren dieser Methode sehr gute Erfolge bei der Gewichtsreduktion sowie bei Diabetes.

Ketogene Diät

Die ketogene Diät ist eine jener Diäten, die Kohlenhydrate am striktesten limitieren. Sie wird vor allem zu medizinischen Zwecken bei der Behandlung von Epilepsie, bei Glukosetransportstörungen sowie bei Pyrovatdehydrogenasemangel, einer Stoffwechselerkrankung, eingesetzt. Die Kohlenhydratzufuhr wird auf ein Minimum reduziert, die Aufnahme von langkettigem LCT-Fett und mittelkettigem MCT-Fett spielt eine zentrale Rolle, wobei die genaue Nahrungszusammensetzung je nach Alter, Energie- und Proteinbedarf individuell berechnet wird.

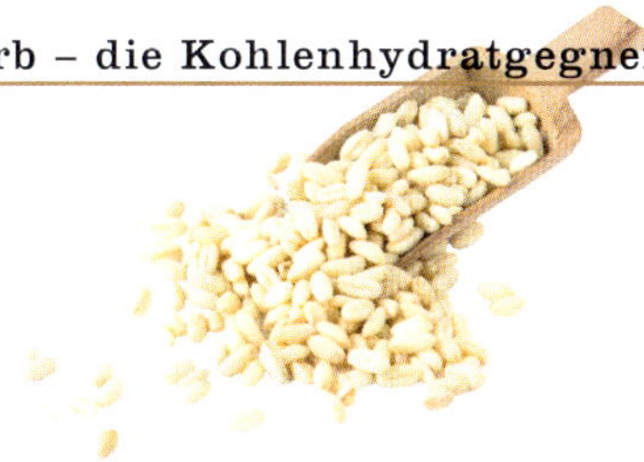

Metabolic Balance

Diese Diätform wurde von Wolf Funfack und Silvia Bürkle entwickelt und von der Metabolic Balance GmbH & Co. KG in Form eines Lizenzsystems vertrieben und verbreitet – was sich als sehr erfolgreiches Geschäftsmodell erwies. Die Ernährungsempfehlungen werden anhand eines Bluttests und persönlicher Daten der Klient/innen von einem firmeninternen Computerprogramm individuell erstellt. Welche Kriterien dafür herangezogen werden, ist im Detail allerdings nicht bekannt (man orientiert sich weitgehend an Low-Carb-Richtlinien, auch hier gilt es also, den Kohlenhydratkonsum einzuschränken).

Verbraucherzentralen und Konsumentenschützer/innen kritisieren die Methode aufgrund der geringen Transparenz und der erheblichen Kosten immer wieder – eine wissenschaftliche Nachvollziehbarkeit der Empfehlungsparameter ist aus demselben Grund auf jeden Fall schwierig.

Glyx-Diät

Die Glyx-Diät wurde von der Ökotrophologin Marion Grillparzer in Anlehnung an den glykämischen Index entwickelt, der auch Hauptfokus bei der Lebensmittelauswahl ist. Anhänger der Diät setzen auf eine ballaststoffreiche Kost mit wertvollen Fetten sowie vielen Vitaminen und ausreichend Flüssigkeit.

Steinzeit-Ernährung

Die Steinzeit-Ernährung oder Paleo-Diät beruft sich auf evolutionäre Hintergründe und orientiert sich an der Nahrungsaufnahme in der Altsteinzeit, als noch kaum Ackerbau und Viehzucht betrieben wurden. Auf dem Speiseplan stehen hauptsächlich Fleisch und Fisch, Obst und Gemüse, Nüsse und Samen, Kräuter und Honig. Erlaubt sind auch Insekten, die eine hochwertige Proteinquelle darstellen und in manchen Kulturkreisen seit jeher einen fixen Platz auf dem Speiseplan haben (aber nicht von allen Paleo-Befürwortern gegessen werden). Hochglykämische, getrocknete Obstsorten wie Datteln oder Feigen sind ebenfalls unbegrenzt erlaubt. Gemieden werden hingegen Milchprodukte, Getreide (zum Beispiel Brot) und sämtliche industriell hergestellten Lebensmittel wie Zucker, alkoholische Getränke

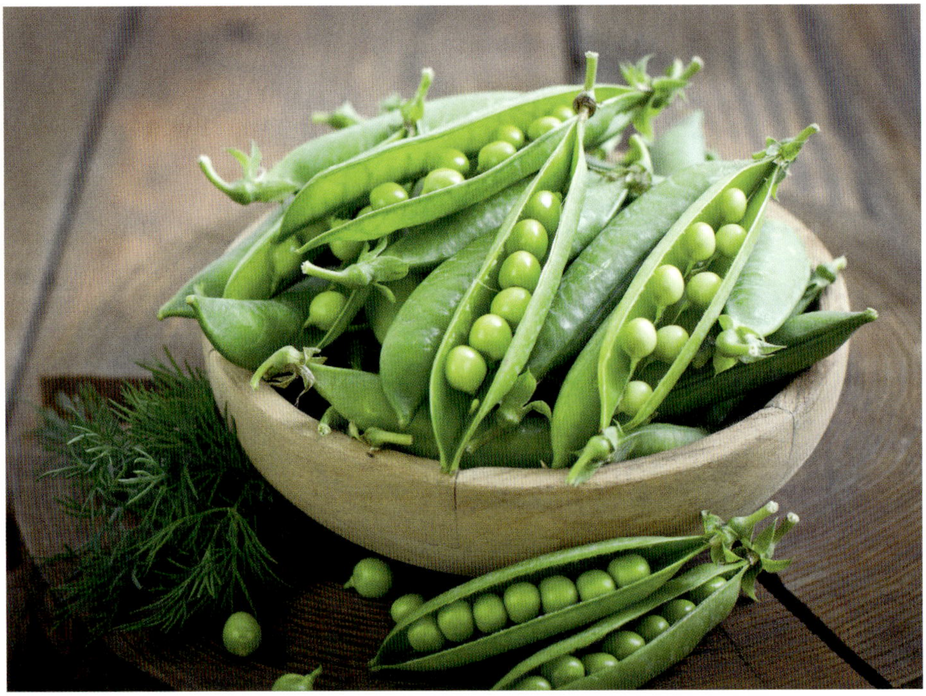

und Fertiggerichte. Der Großteil der bevorzugten Lebensmittel – mit Ausnahme mancher getrockneter Obstsorten – weist einen geringen bis keinen Kohlenhydratgehalt auf, die Steinzeit-Ernährung kann also unter Low-Carb subsumiert werden.

Kritik an Low-Carb-Diäten

Die klassischen und schulwissenschaftlichen Ernährungswissenschaften haben Probleme mit Low-Carb-Diäten. So befürwortet beispielsweise die vielzitierte Deutsche Gesellschaft für Ernährung eine kohlenhydratorientierte Ernährung. Als häufiger Kritikpunkt wird angeführt, dass es keine wissenschaftlichen Studien zur Wirkweise von Low-Carb gäbe. Wobei man, wenn man recherchiert, durchaus fündig wird – allerdings in beiden Richtungen: Es gibt sowohl Studien, in denen auf die gesundheitlichen Vorteile einer Low-Carb-Diät hingewiesen wird, als auch Studien, in denen genau die gegenteiligen Schlüsse gezogen werden.

Häufig werden Low-Carb-Diäten sehr einseitig interpretiert, nämlich als Aufruf, möglichst viel Fleisch zu essen. Die ausdrückliche Empfehlung, genügend frisches Obst und Gemüse, Hülsenfrüchte, Nüsse und Samen zu konsumieren, wird gerne übersehen – was durchaus problematisch ist. Es sind nicht nur ethische, ökologische und wirtschaftliche Überlegungen, die gegen einen hohen Fleischkonsum sprechen, auch auf das Gesundheitsrisiko muss hingewiesen werden: Vor allem der Genuss von viel rotem Fleisch tut zum Beispiel unserem Darm gar nicht gut und lässt das Risiko, an Darmkrebs zu erkranken, signifikant ansteigen. Auch der hohe Fettgehalt diverser Low-Carb-Gerichte wird von Ernährungswissenschaftler/innen kritisiert. Dabei muss das Thema Fette durchaus differenziert betrachtet werden: Industriell hergestellte Fette wie Margarine oder raffinierte Pflanzenöle verhalten sich ernährungsphysiologisch anders als tierische Fette wie Schmalz oder Butter und diese wiederum unterscheiden sich in ihrer Wirkung sehr von kaltgepressten Pflanzenölen wie Oliven- oder Leinöl.

In vielen Low-Carb-Diäten gilt der glykämische Index als Gradmesser. Auch diese Tatsache stößt auf breite Kritik. Weiterentwicklungen der Ernährungsform haben darauf mit der Einführung der aussagekräftigeren glykämischen Last geantwortet oder differenzieren stärker, was die Insulinausschüttung bezogen auf einzelne Lebensmittel anbelangt. Vielfach wird auch kritisiert, dass Anhänger/innen von Low-Carb-Diäten ein sehr umfassendes Wissen über Ernährung benötigen, um wirklich richtig mit dieser Ernährungsform umgehen zu können.

Die Wahrheit liegt wohl auch hier – wie so oft – in der Mitte. Zu einer völligen und undifferenzierten Verdammung von Kohlenhydraten kann ebenso wenig geraten werden wie zum maßlosen Kohlenhydrat-Konsum, der jedoch in der westlichen Welt leider langsam zur Norm wird. Wichtig ist es in diesem Zusammenhang auf jeden Fall, auf Qualität und Menge der konsumierten Kohlenhydrate zu achten. Es lohnt sich, nach gesünderen Alternativen zu suchen und Kohlenhydrate nicht ausschließlich mit hochgezüchtetem Weichweizen und weißem Industriezucker gleichzusetzen.

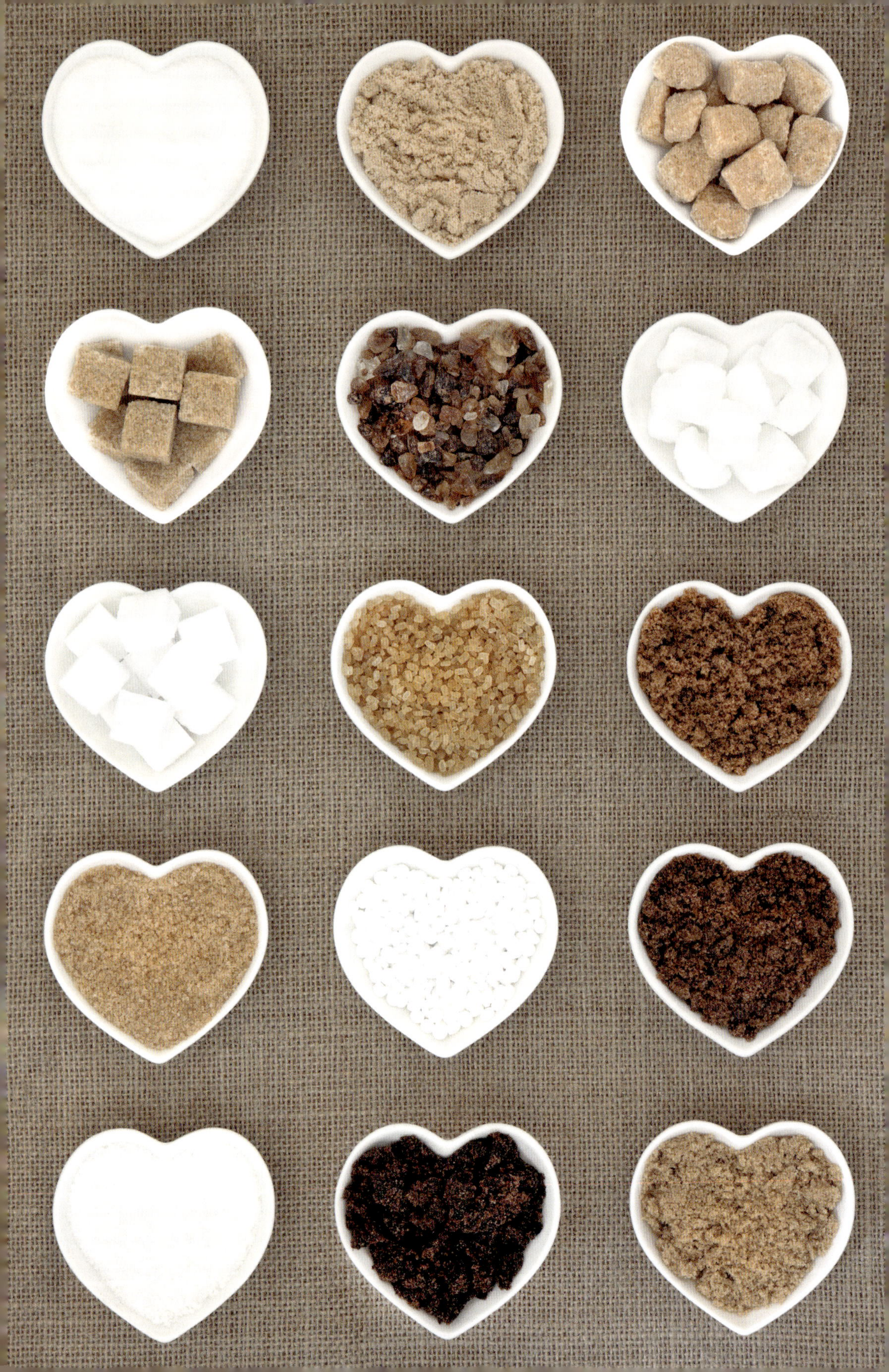

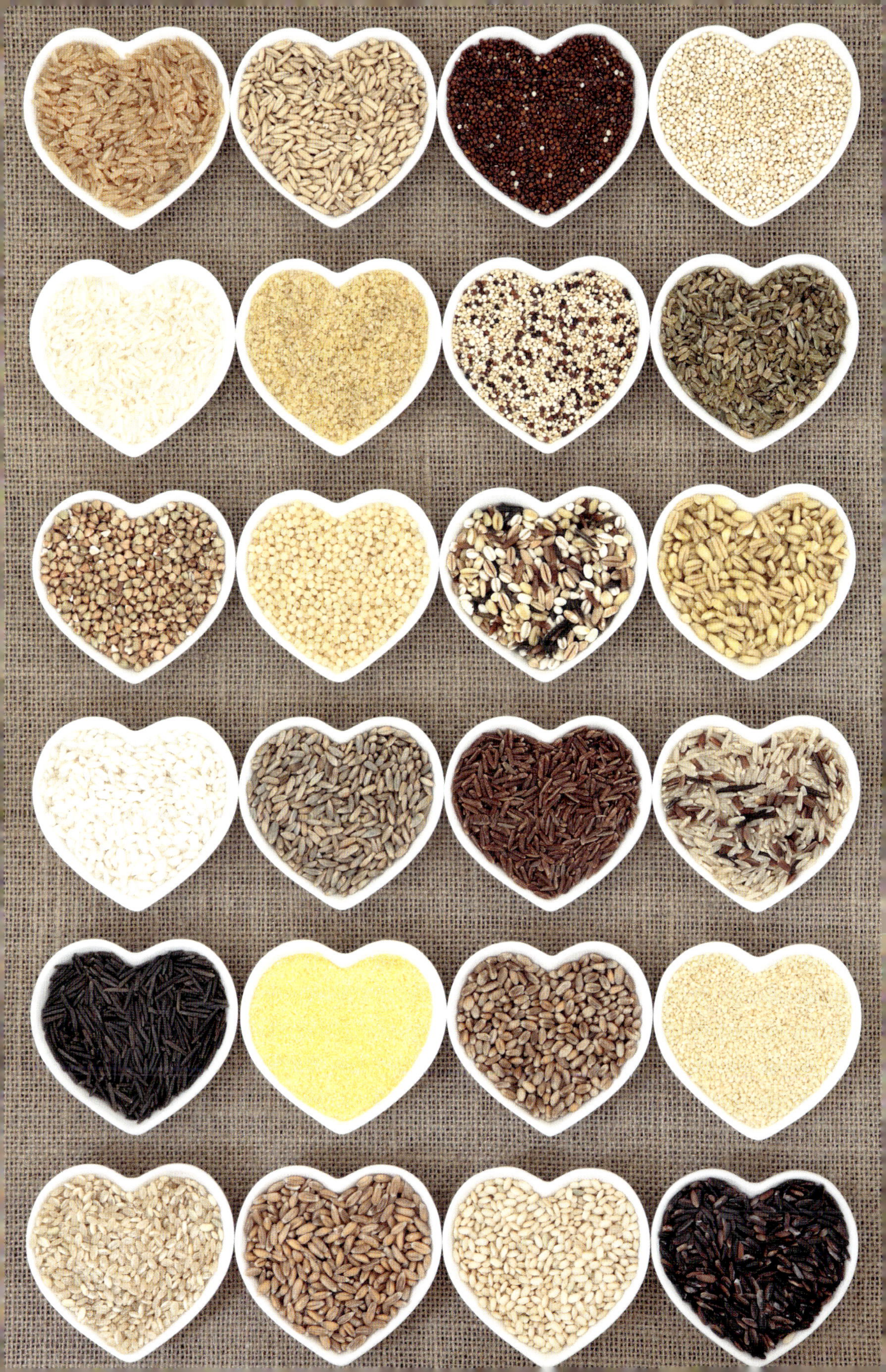

Die Alternativen

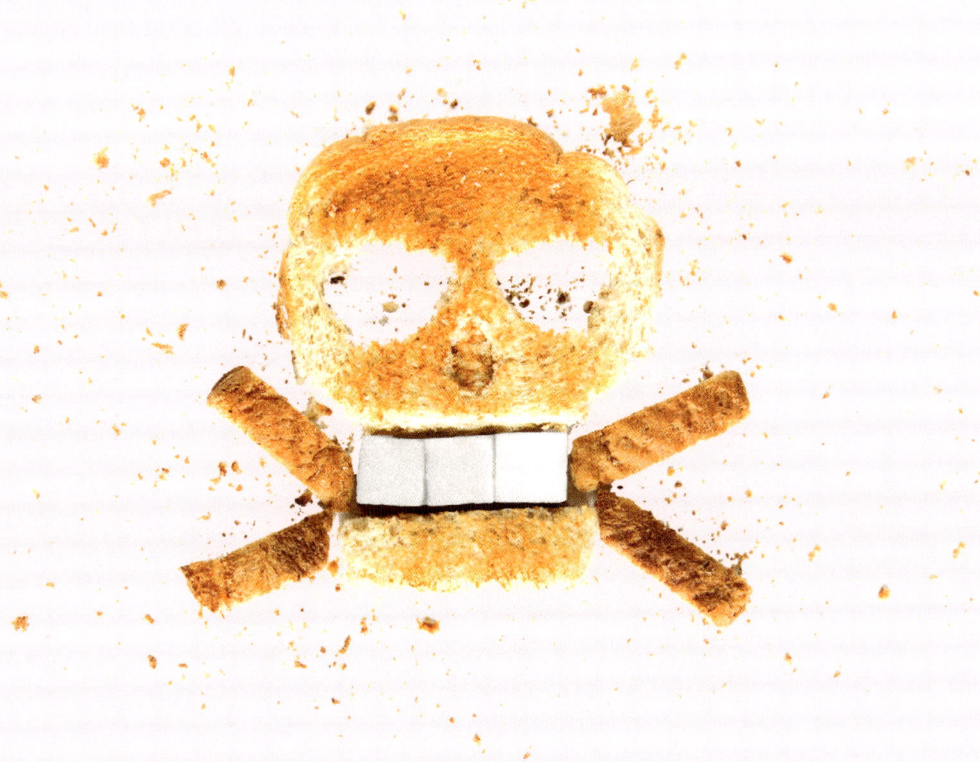

Alternativen zum weißen Industriezucker

Wenn man über Alternativen zum weißen Industriezucker spricht, muss man sich fragen, welche Eigenschaften man unter die Lupe nehmen will: Soll auf einen geringen Kaloriengehalt geachtet werden? Stehen die Auswirkungen auf den Insulinspiegel, auf Darmgesundheit oder Zähne im Fokus? Geht es um die gesundheitlich positiven Zusatzeigenschaften der Zuckeralternativen durch die darin enthaltenen Vitamine, Mineralstoffe und Spurenelemente? Enthält das süße Lebensmittel auch Ballaststoffe – wie etwa sonnengereiftes Obst oder Gemüse? Ob etwas gesünder ist als Zucker, hängt von vielen Faktoren ab. Häufig werden ausschließlich der Kaloriengehalt oder der Einfluss auf den Blutzuckerspiegel ins Visier genommen und alles, was zuckerähnlich ist, wird ohne Wenn und Aber verteufelt. Diese Betrachtungsweise greift aber etwas zu kurz.

In der Natur kommt Zucker niemals isoliert vor, er wird stets von vielen Zusatzstoffen begleitet. So manche Alternative zu weißem Industriezucker enthält – im Gegensatz zu diesem – auch Gesundes wie Mineralstoffe, Spurenelemente oder Vitamine. Der Konsum einer bestimmten Zuckeralternative kann sich aber beispielsweise auf die Ausschüttung von Insulin ähnlich auswirken wie der Konsum herkömmlichen Haushaltszuckers. Die Alternative muss also für Menschen mit Diabetes kritisch betrachtet werden, während sie, im richtigen Maß genossen, für andere auch gesundheitlichen Nutzen bringen kann. Diabetiker/innen wird die Aufnahme von Zucker schon lange nicht mehr nur verboten, sie sollen jedoch die Energiezufuhr im Auge behalten und besonders achtsam mit süßen Lebensmitteln umgehen.

Gerade in Bezug auf Zucker und Zuckeralternativen kann eines jedoch nicht oft genug gesagt werden: „Die Dosis macht das Gift!" Grundsätzlich sollte mit jeder Art des süßen Guts sparsam umgegangen werden, das gilt auch für den Zucker

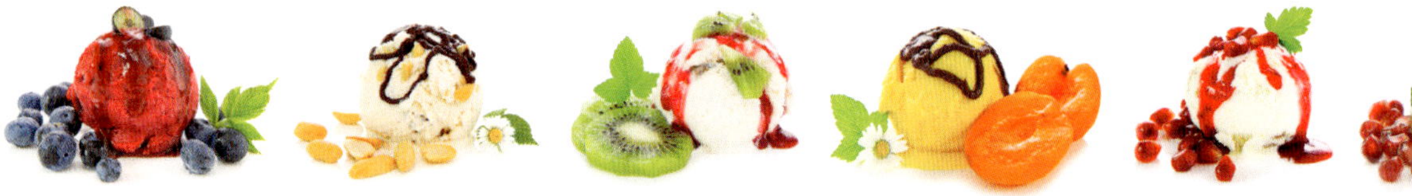

aus Kohlenhydraten im Getreide oder für den Fruchtzucker, der im Obst enthalten ist – ein Zuviel an Getreide oder Obst kann genauso schädlich sein wie ein Zuviel an Industriezucker. Wenn wir alternative Zucker und Süßungsmittel wieder mehr als Gewürz und weniger als Süßstoff einsetzen, können wir die gesundheitsgefährdenden Aspekte drastisch reduzieren.

Welche Alternativen zum industriell hergestellten weißen Zucker, der nur mehr leere Kalorien enthält, gibt es nun, wenn wir auf die Süße des Lebens nicht zur Gänze verzichten möchten?

Natürliche Zucker-Alternativen

Vollrohrzucker

Vollrohrzucker ist ein unraffinierter Zucker und wird aus dem Saft des Zuckerrohrs gewonnen. Er besteht zu 95 Prozent aus Saccharose und anderen Zuckerarten. Die Zuckerrohrpflanze, die in der Karibik und in den tropischen Regionen Südamerikas und Asiens kultiviert wird, ist reich an Energie, Vitaminen und hochwertigen Mineralien wie Kalzium, Eisen und Magnesium (rund 2 bis 2,5 Prozent der Inhaltsstoffe sind mineralisch). Je weniger der Zucker geklärt wird, desto mehr Inhaltsstoffe bleiben enthalten. In Südamerika und Indien ist Vollrohrzucker ein traditionelles und allgegenwärtiges Süßungsmittel, das zum Teil noch am offenen Feuer aufgekocht wird.

Die verschiedenen Hersteller haben eigene Namen für ihre Vollrohrzuckerprodukte kreiert – sie sind in Naturkostläden oder in manchen Supermärkten unter Bezeichnungen wie **UrSüße**, **Rapadura** oder **Mascobadozucker** erhältlich.

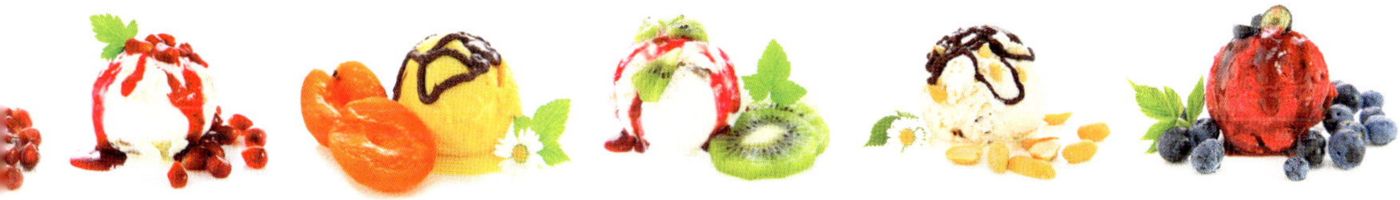

Besonders in der Biobranche und im fairen Handel werden sie gerne als Süßungsmittel eingesetzt bzw. vertrieben. Vollrohrzucker hat einen karamelligen, lakritzartigen Eigengeschmack, der den Speisen eine besondere Note verleihen kann. Achten Sie beim Einkauf von braunem Zucker darauf, keinen mit Melasse eingefärbten Weißzucker zu erstehen. Lesen Sie die Packungsangaben genau und überprüfen Sie, ob auch wirklich das vollwertige Produkt in Ihrem Einkaufswagen landet.

Melasse

Bei der Herstellung von raffiniertem Zucker entsteht das Nebenprodukt Melasse, ein dunkelbrauner, honigähnlicher Sirup mit lakritzartigem Geschmack. Melasse ist voller Vitamine und Mineralien, die der Pflanze bei der Zuckerproduktion entzogen wurden. Sie soll, so Jörg Rinne, der ein ganzes Buch über den gesundheitlichen Mehrwert der Melasse geschrieben hat über eine ähnlich heilsame Wirkung wie Honig verfügen, was schon der Name anklingen lässt: Miel heißt Honig.

In naturheilkundigen Kreisen ist die Melasse ein altes Hausmittel. 100 Gramm davon enthalten rund 50 Gramm Zucker, davon zwei Drittel Saccharose und ein Drittel Invertzucker. Rohe Zuckerrohrmelasse enthält rund 50 Prozent Fruchtzucker. Besonders reich ist Melasse an Spurenelementen und Mineralstoffen wie Kalium, Kalzium, Phosphor, Magnesium, Kupfer und Eisen, aber auch an Vitaminen und anderen gesundheitsrelevanten Stoffen (Vitamin B_1, B_2, B_6, Niacin, Pantothen- und Folsäure, Biotin). Dazu kommen eine Menge sekundärer Pflanzenstoffe, die antioxidativ und zellerneuernd wirken sollen.

Melasse wirkt aufgrund ihres hohen Mineralstoffgehalts sogar basisch. In der Naturheilkunde kommt sie, in entsprechender Dosierung, bei der Behandlung vieler Krankheiten zum Einsatz – bei Blasenleiden, Hautproblemen wie Psoriasis

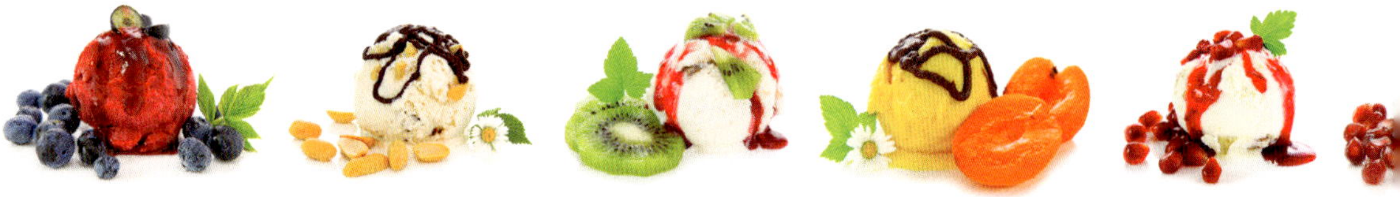

und Ekzemen, Herz-Kreislauf-Erkrankungen, Hypertonie, Darmerkrankungen, Übersäuerung, nervösen Störungen, Krampfadern, Arthritis, Geschwüren, Diabetes, Verstopfung, Kolitis, Anämie, Gallenleiden, Nervenschwäche, Frauenleiden, Geschwüren und sogar bei Krebsleiden. Heilpraktiker/innen und Volksmediziner/innen sprechen auch von einer positiven Wirkung auf den Krankheitsverlauf bei Diabetes.

In der Küche ist die Melasse vielseitig einsetzbar: Sie schmeckt hervorragend in Kombination mit naturbelassenen Biojoghurts oder mit Pflanzenmilch sowie als Süßungsmittel für diverse Desserts und Backwaren. Aber auch als Würzmittel in pikanten Speisen, in dunklen Soßen oder zu Wild, Käse und Geflügel passt das schwarze Gold, wie es von seinen Befürwortern gerne genannt wird, ausgezeichnet.

Vollrübenzucker

Vollrübenzucker ist das aus der Zuckerrübe gewonnene Äquivalent zum Vollrohrzucker – mit dem Vorteil, dass er nicht über tausende Kilometer in unsere Breiten transportiert wird. Geschmacklich unterscheiden sich Vollrohr- und Vollrübenzucker allerdings sehr, wobei dem Rohrzucker meist der Vorzug gegeben wird.

Im Vollrübenzucker finden sich wie im Vollrohrzucker noch viele der ursprünglich in der Pflanze enthaltenen Nährstoffe. Erst das völlige Eliminieren dieser Stoffe macht aus ihm den bei uns vorrangig konsumierten weißen Zucker.

Rübensüße

Bei der Herstellung von weißem Industriezucker werden den Zuckerrüben viele Nährstoffe entzogen – ähnlich wie bei der Gewinnung von Melasse aus Zuckerrohr

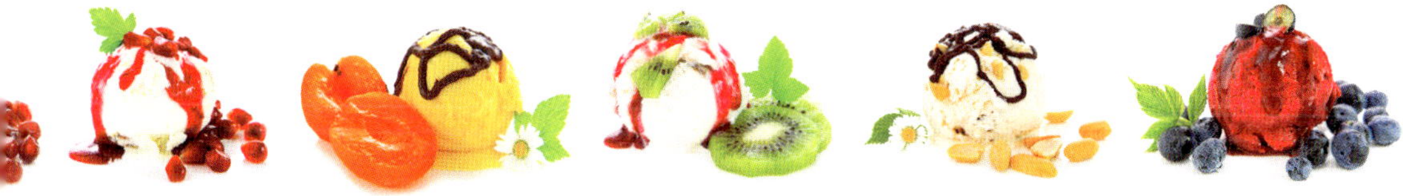

entsteht ein dickflüssiger, vitalstoffreicher Sirup. Er eignet sich auch als Zuckeralternative für Süßspeisen.

Malz

Malz wird aus Getreide gewonnen, indem man dieses kontrolliert keimen lässt. Das gekeimte Getreide wird vorrangig für die Bierproduktion verwendet, aber auch zu Sirupen verarbeitet und in Reformhäusern und Bioläden als alternatives Süßungsmittel angeboten. Durch enzymatische Vorgänge entstehen süße und karamellartige Geschmäcker, die uns in der süßen Küche gute Dienste erweisen können. Erhältlich sind unter anderem Gersten-, Mais- und Reismalz.

In der Traditionellen Chinesischen Ernährungslehre wird Malz gerne als gesundes Süßungsmittel empfohlen, weil es das Element Erde und damit die Organe Milz und Magen stärkt.

Ahornsirup

Ahornsirup ist der eingedickte Saft des Zuckerahorns, den die Ureinwohner Nordamerikas seit jeher verwenden. Im Frühling werden Nährstoffe von den Wurzeln in die Ahornknospen transportiert, durch Anbohren des Stammes entnimmt man dem Baum einen Teil des Saftes. Dieser wird durch Kochen eingedickt und erhält so seinen karamellartigen Geschmack. Die Hauptproduktionsgebiete von Ahornsirup liegen in Kanada, einige Produkte kommen auch aus den USA.

Kokoszucker

Kokoszucker oder Kokosblütenzucker wird aus den Blüten der Kokospalme gewonnen und ist eine wertvolle Alternative zu Zucker. Seine ernährungsphysiologische Besonderheit ist sein niedriger glykämischer Index. Er lässt den Blutzuckerspiegel

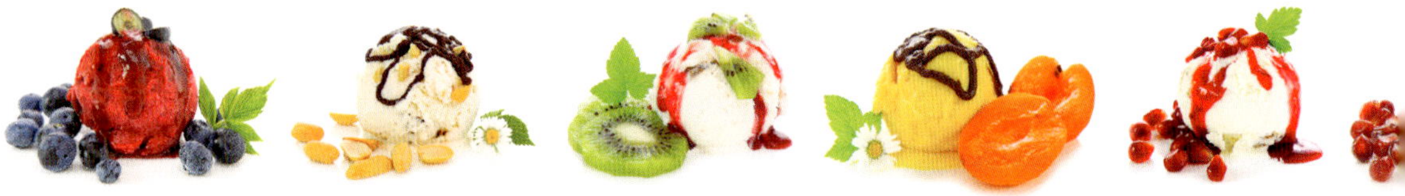

nur langsam und gleichmäßig ansteigen, was ihn für Diabetiker/innen und jene Menschen, die an einem zu hohen Blutzuckerspiegel leiden, zu einem wertvollen Süßungsmittel macht. Das Sättigungsgefühl hält länger an, Heißhungerattacken werden gemildert. Auch für Menschen, die auf ihr Gewicht achten sollen oder wollen, ist er deswegen eine willkommene Alternative.

Kokosblütenzucker ist reich an Mineralstoffen und Spurenelementen, er enthält unter anderem Magnesium, Eisen, Kalium, Bor, Schwefel und Zink sowie die Vitamine B_1, B_2, B_6, C und Nicotinsäure.

Kokoszucker schmeckt nicht nach Kokos. Er hat eine milde, karamellartige Note und süßt auf kulinarisch bereichernde Art Kuchen, Cookies, Torten oder andere Süßspeisen. Grundsätzlich kann er im gleichen Verhältnis wie brauner Zucker verwendet werden. Achten Sie beim Kauf aber unbedingt auf Bioware – im konventionellen Anbau werden Kokospalmen auf abgeholzten Regenwäldern kultiviert. Produkte, die von diesen Plantagen kommen, sind verantwortungsvollen Konsument/innen nicht zu empfehlen. Und: Legen Sie Wert auf reinen Kokoszucker! Manche Produkte sind mit herkömmlichen Zuckerarten gemischt und weisen dadurch nicht die gleichen ernährungsphysiologischen Eigenschaften wie reiner Kokoszucker auf.

Agavendicksaft

Agavensaft, auch Agavendicksaft genannt, wird aus dem Saft unterschiedlicher mexikanischer Agavenarten hergestellt. Dieser wird gefiltert und erhitzt, es entsteht ein sirupartiger Süßstoff, der etwas dünnflüssiger als Honig ist. Agavendicksaft enthält viel Fruktose, also Fruchtzucker. Aus diesem Grund ist sein glykämischer Index sehr niedrig, er lässt den Blutzuckerspiegel nur langsam

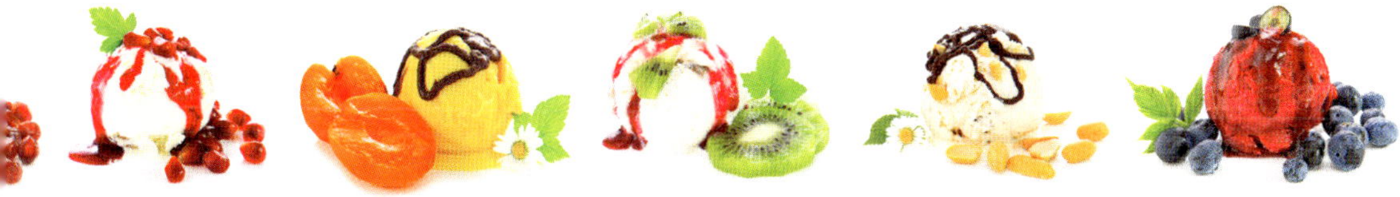

ansteigen. Allerdings werden bei hohem Konsum auch negative Auswirkungen wie Fruktoseunverträglichkeit und andere Stoffwechselstörungen diskutiert. Vor allem Menschen, die bereits unter solchen Störungen leiden, sollten auf Agavendicksaft besser verzichten. Vorsicht ist generell bei jener Ware geboten, die nicht aus biologischer Landwirtschaft stammt. Häufig wird mit hohem Pestizideinsatz oder unsauber gearbeitet. Ziehen Sie Bioware aus nachhaltiger Produktion konventionellen Produkten unbedingt vor!

Reissirup

Reissirup ist eines der ältesten Süßungsmittel. Er wird aus gemahlenem Reis, der gekocht und fermentiert wird, hergestellt, wobei sich die Reisstärke in Zucker umwandelt. Der Sirup enthält wertvolle Mineralstoffe wie Eisen, Kalium und Magnesium und besteht zu 21 Prozent aus langkettigen Zuckerarten, sogenannten Oligosacchariden. Diese Mehrfachzucker werden erst vom Organismus in Einfachzucker umgewandelt, was die Zuckeraufnahme ins Blut verzögert. Reissirup wird aus diesem Grund auch für Diabetiker/innen empfohlen. Sein dezenter Eigengeschmack kann als mild, süß, nussig und leicht karamellig beschrieben werden. Gut geeignet ist Reissirup auch für Menschen mit Fruktoseintoleranz und Glutenunverträglichkeit.

Apfel- und Birnensüße

In Reformhäusern und Bioläden werden Apfel- und Birnensüße vertrieben. Die Extrakte aus entsafteten und getrockneten Äpfeln oder Birnen weisen eine hohe Süßkraft auf und eignen sich gut als Zuckeralternative.

Honig

Honig ist das älteste Süßungsmittel der Menschheitsgeschichte. Bienen erzeugen ihn aus dem Nektar von Blüten oder aus zuckerhaltigen Ausscheidungsprodukten

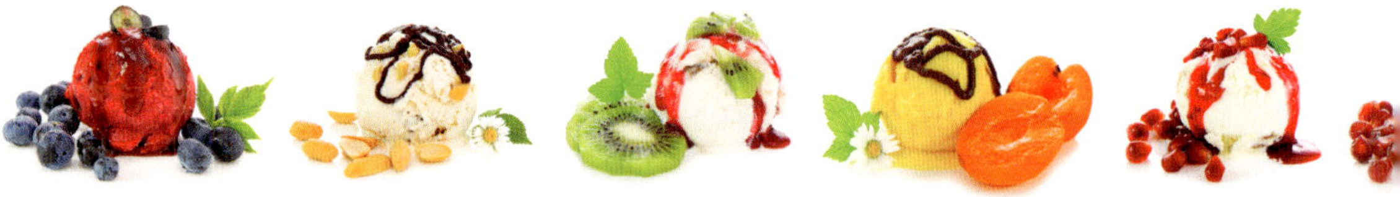

verschiedener Insekten, dem sogenannten Honigtau. Man vermutet, dass das Kultivieren von Hausbienen seinen Ursprung bereits rund 7000 v. Chr. in Anatolien hatte.

Honig hat einen hohen Anteil an Frucht- und Traubenzucker und enthält eine Reihe von Enzymen, Vitaminen, Pollen, Aminosäuren sowie Aroma- und Mineralstoffen. Seine vielseitige und wertvolle Zusammensetzung macht ihn zu einem der gesündesten Lebensmittel. Wird er allerdings auf über 40 °C erhitzt, gehen viele Enzyme verloren. Im indischen Ayurveda nimmt man an, dass dann sogar gesundheitsschädliche Effekte zum Tragen kommen und stellt daher die Verwendung von Honig beim Backen und Kochen in Frage. Wer sicher gehen will, verwendet Honig also nur in kalten (Süß-)Speisen.

Trockenfrüchte

Mit Trocken- und Dörrfrüchten kann man Süße ins Essen bringen, ohne weißen Zucker zu verwenden. Die Konservierungsmethoden Trocknen bzw. Dörren zählen zu den ältesten bei der Haltbarmachung von Obst und Gemüse. Da sich der Wassergehalt der Früchte durch den Trocknungsvorgang um rund 80 Prozent verringert, steigt der Fruchtzuckeranteil an, die Früchte werden sehr süß.

Der Fruchtzucker aus Trockenobst hat einen großen Vorteil – er geht nicht so rasch ins Blut wie Zucker und wird größtenteils insulinunabhängig verstoffwechselt. Zudem stecken in den Trockenfrüchten jede Menge Vitamine und Mineralstoffe.

Gut zum Trocknen und als Ersatzsüße eignen sich unter anderem Äpfel, Birnen, Zwetschken (Pflaumen), Marillen (Aprikosen), Weintrauben (Rosinen, Sultaninen etc.), Cranberrys, Berberitzen, Feigen, Datteln, Mangos, Papayas, Kokosnüsse,

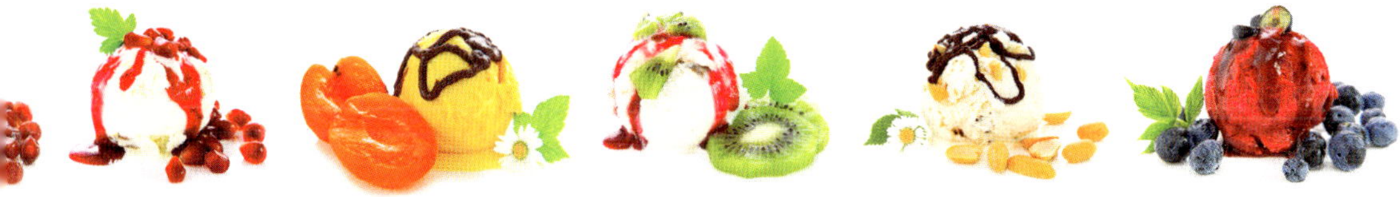

Ananas und Bananen. Legt man Trockenobst für das Backen von Mehlspeisen in aromatische Fruchtsäfte, Schnäpse oder Liköre ein, schmeckt das Ergebnis besonders gut.

Fragwürdige Süße aus dem Chemielabor

Da wir Menschen aufgrund unserer evolutionären Prägung den süßen Geschmack lieben (siehe auch **Warum wir Zucker lieben**, Seite 12), fällt es uns nicht leicht, darauf zu verzichten: Süße vermittelt uns Sicherheit, sagt uns, dass ein Lebensmittel nicht giftig ist.

In Anbetracht der vielen Schattenseiten des Zuckers sind allerdings Alternativen gefragt. Sie sollen nicht dick machen, für die Industrie aber vor allem billiger herzustellen sein: Als erster synthetischer Süßstoff wurde 1878 von den Chemikern Constantin Fahlberg und Ira Remsen durch Zufall Saccharin entdeckt. Im Laufe des 20. Jahrhunderts kamen weitere Süßstoffe dazu, derzeit sind in der EU insgesamt elf zugelassen. Neben den künstlichen Süßstoffen gibt es mit den Zuckeraustauschstoffen aber noch eine weitere Substanzgruppe, die statt Haushaltszucker eingesetzt wird.

Künstliche Süßstoffe

Süßstoffe lassen sich als Ersatzstoffe für Zucker, die synthetisch hergestellt oder aus natürlichen Rohstoffen bzw. Mikroorganismen gewonnen werden, definieren. Ihre Süßkraft übertrifft jene von Zucker um ein Vielfaches, als Maß gilt die Saccharose mit der Süßkraft 1. Um ihre Süßkraft zu verstärken und ihren Geschmack zu verbessern – viele haben einen bitteren oder metallischen Nachgeschmack –, werden sie von der Industrie häufig miteinander kombiniert. Die meisten Süßstoffe sind hitzestabil. Süßstoffe gelten als Lebensmittelzusatzstoffe. Ein Sicherheitsstandard für Konsumenten ist der ADI-Wert (Acceptable Daily Intakt). Er gibt an, wie viel von einer

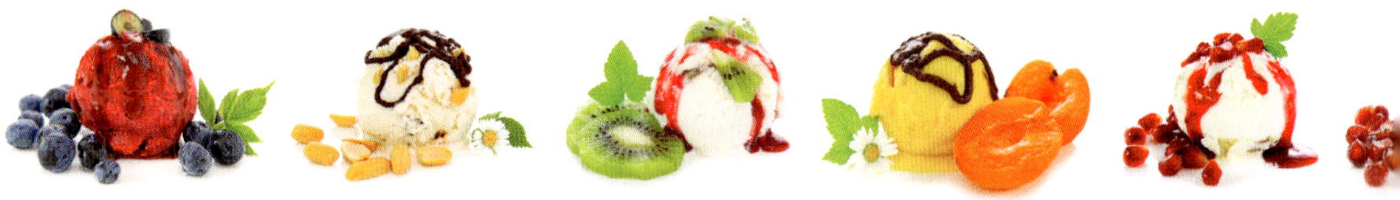

Substanz ein Leben lang täglich konsumiert werden kann, ohne dass gesundheitliche Schäden auftreten. Süßstoffe werden auch mit E-Nummern bezeichnet und müssen vielen Untersuchungen und Studien unterzogen werden, bis sie als Zusatzstoff zugelassen werden.

Auf den ersten Blick bieten sie viele Vorteile:

* Sie haben keine oder nur wenige Kalorien.
* Sie bieten Kariesbakterien keine Nahrung, sind also nicht kariogen.
* Sie haben keinen Einfluss auf den Fettstoffwechsel.
* Sie erhöhen den Insulinspiegel nicht.
* Sie sind billig.
* Sie haben eine höhere Süßkraft als Zucker.
* Sie können von Menschen mit Unverträglichkeiten oder Intoleranzen gegenüber Zucker konsumiert werden.

Sind Süßstoffe also die reinsten Wundermittel? Ein genauerer Blick lohnt sich auf jeden Fall.

Acesulfam K (E 950)

Dieser Süßstoff wurde 1967 vom Chemiker Karl Clauß durch Zufall entdeckt. Er ist eine Verbindung aus Kohlenstoff, Wasserstoff, Sauerstoff, Stickstoff, Schwefel und Kalium – das Kaliumsalz des Acesulfam, daher auch das K am Ende des Namens.

Acesulfam K ist ein farbloser Feststoff und hat einen intensiv-süßen Geschmack. Es ist in kaltem und heißem Wasser leicht löslich und bleibt beim Backen stabil. Seine Süßkraft übersteigt die von Saccharose um das 130- bis 200-fache. Da es vom Körper nicht verwertet wird, liefert es keine Energie. Acesulfam K schmeckt

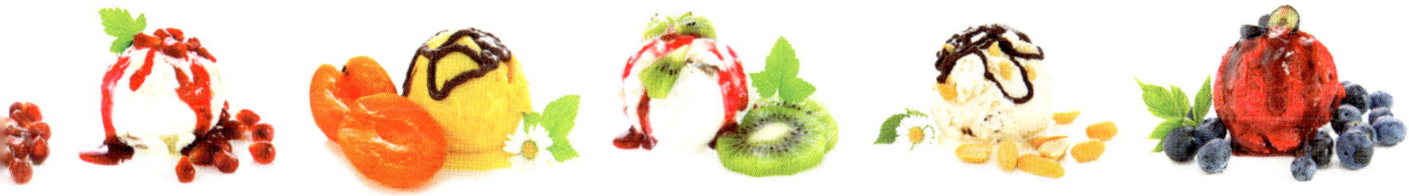

ähnlich wie Haushaltszucker, in hohen Konzentrationen hat es jedoch einen leicht bitteren Geschmack. In der Lebensmittelindustrie wird es alleine oder in Kombination mit anderen Süßstoffen als Süßungsmittel oder Geschmacksverstärker eingesetzt, zum Beispiel in Kaugummis, Zahncremen, Mundwässern und Arzneimitteln. Man findet es aber vor allem in – auch alkoholischen – Getränken, Konserven, Feinkostsalaten, Soßen, Marmeladen, Speiseeis und anderen Süßigkeiten. Der ADI-Wert von Acesulfam K beträgt 9 mg pro Kilogramm Körpergewicht. Es wird im Körper nicht verstoffwechselt.

Ins Kreuzfeuer der Kritik gelangte der Süßstoff unter anderem durch eine indische Zulassungsstudie im Jahr 1997. Hier traten bei Ratten, die mit mehr als 60 mg Acesulfam K pro Kilogramm Körpergewicht gefüttert wurden, Erbgutveränderungen auf. Der über den Harn ausgeschiedene Süßstoff kann über Kläranlagen nicht entfernt werden und reichert sich in Seen und Flüssen an – langfristige Auswirkungen auf die Umwelt sind noch nicht absehbar.

Advantam (E 969)

Seit Juni 2014 darf dieser neue Süßstoff EU-weit in Lebensmitteln eingesetzt werden. Die Substanz ist eine Verbindung zwischen Aspartam und Vanillin und weist eine strukturelle Verwandtschaft mit den natürlich vorkommenden Stoffen Neohesperidin und Phyllodulcin auf. Advantam hat eine enorme Süßkraft, ist 7.000-bis 47.000-mal süßer als Saccharose und vielseitig einsetzbar. Es verfügt über geschmacksverbessernde Eigenschaften und kann zum Beispiel den Süßgeschmack von Kaugummi verlängern bzw. den bitteren Geschmack anderer Substanzen reduzieren. Sein ADI-Wert wurde auf 5 mg pro Kilogramm Körpergewicht festgelegt. Da dieser Süßstoff gerade auf den Markt gebracht wird, gibt es keine veröffentlichten Ergebnisse aus klinischen Studien, die Advantam kritisch

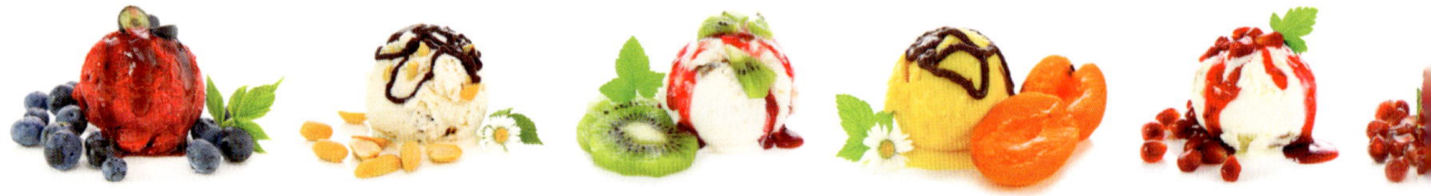

betrachten. Laut der Europäischen Behörde für Lebensmittelsicherheit (EFSA) gilt das Süßungsmittel als gesundheitlich unbedenklich. Im Tierversuch wurden nach hohen Dosen (500 mg pro Kilogramm Körpergewicht) Störungen im Magen-Darm-Bereich festgestellt. Eine kanzerogene und genotoxische Wirkung auf den Menschen konnte nicht bestätigt werden.

Aspartam (E 951)

1965 wurde Aspartam – ebenfalls zufällig – vom Chemiker James M. Schlatter entdeckt. Anfang der 1980er-Jahre ließ es die pharmazeutische Firma G. D. Searle & Company patentieren und brachte es unter dem Namen NutraSweet® auf den Markt. Heute ist die NutraSweet® Company, nach einem Umweg über den US-amerikanischen Konzern Monsanto, im Besitz eines privaten Investmentfonds. Seit allerdings 1992 die Rechte auf das Patent abgelaufen sind, wird Aspartam von vielen Firmen angeboten.

Der synthetisch hergestellte Süßstoff besteht aus zwei Aminosäuren, der L-Asparaginsäure und dem L-Phenylalanin. Beide sind in den meisten eiweißhaltigen Nahrungsmitteln enthalten, in Fleisch, Milchprodukten oder Gemüse. Bei der Verdauung wird Aspartam wieder in die beiden Aminosäuren und zu einem kleinen Teil in Methanol zerlegt. Erstere werden, wie alle anderen Eiweißbausteine aus der Nahrung, im Körper verwertet, der Alkohol wird abgebaut. Wer an der angeborenen Stoffwechselerkrankung Phenylketonurie leidet, darf Aspartam nicht konsumieren. Lebensmittel, die diesen Süßstoff enthalten, sind deshalb mit dem Hinweis „enthält eine Phenylalaninquelle“ versehen.
Aspartam liefert vier Kilokalorien pro Gramm. Es besitzt eine Süßkraft, die 200-mal größer ist als die Süßkraft von Haushaltszucker, und wird deshalb nur in sehr geringen Mengen eingesetzt. Sein Energiegehalt kann also vernachlässigt werden.

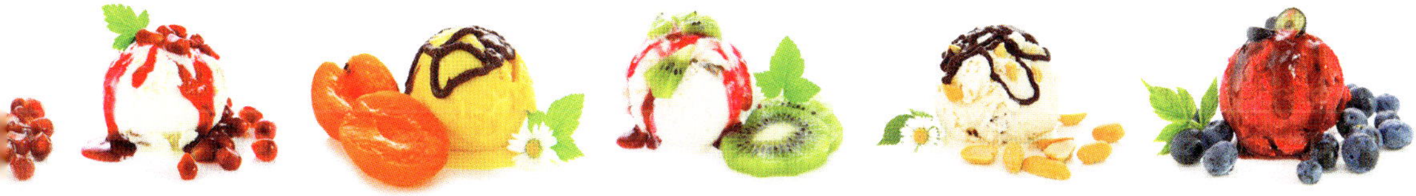

Aspartam ist eine farblose, kristalline Substanz. Der Süßstoff ist nicht besonders gut zum Backen und Kochen geeignet, gegenüber Säuren ist er nicht sehr stabil. Die Lebensmittelindustrie setzt Aspartam als Einzelkomponente für Erfrischungsgetränke, Süßwaren, Kaugummis usw. ein und in Kombination mit anderen Süßstoffen als Geschmacksverstärker.

Verschiedene Studien kommen hinsichtlich der Wirkung von Aspartam zu unterschiedlichen Ergebnissen: Manche bestätigen, dass der Süßstoff Diabetiker/innen bei der Gewichtskontrolle hilft, andere wiederum zeigen auf, dass Aspartam den Blutzucker erhöhen und dadurch die Insulinausschüttung induzieren könnte – was in weiterer Folge zu einer Insulinresistenz und zu Diabetes führen würde. Auch in Verbindung mit Krebs steht Aspartam immer wieder im Mittelpunkt von Diskussionen. So ging 2010 aus einer italienischen Studie mit Mäusen hervor, dass das Risiko für die Entstehung von Tumoren nach regelmäßigen hohen Aspartam-Dosen steigt. Laut EFSA besteht bei Einhaltung des ADI aber kein nachweisbares Krebsrisiko für den Menschen. Ein weiterer Kritikpunkt betrifft das Methanol, auch Holzalkohol genannt, das bei der Verdauung von Aspartam entsteht und toxisch ist – es kann zur Erblindung führen und in höheren Dosen tödlich sein. Kleine Mengen Methanol können aber, so die Zulassungsstudien, genauso bei der Verdauung von frischem Obst und Gemüse entstehen und von unserem Körper entgiftet werden.

Weil Aspartam im Laufe seiner Geschichte als Süßstoff auch immer wieder mit Symptomen wie Migräne, chronischer Müdigkeit, Gewichtszunahme, Schwindelanfällen, asthmatischen Zuständen etc. in Verbindung gebracht wurde, wird seine Sicherheit regelmäßig hinterfragt und anhand von Neubewertungen überprüft. So tauchten 2011 zwei Studien auf, die einen scheinbaren Zusammenhang zwischen dem Konsum von Aspartam und dem Auftreten von Frühgeburten bzw. von

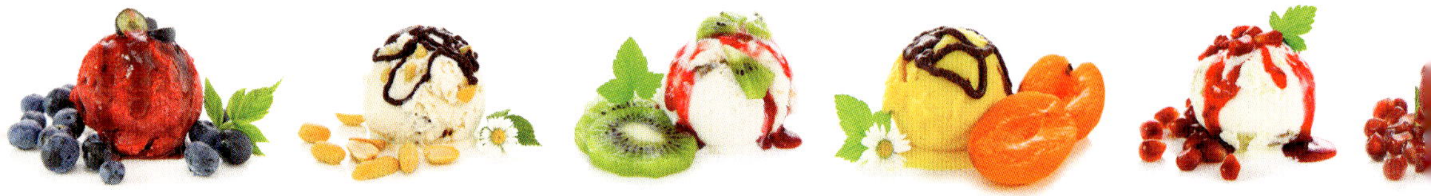

Krebserkrankungen aufzeigten. Das Ergebnis einer Neubewertung wurde 2013 veröffentlicht: Es besagt, dass der Süßstoff bei einer täglichen Höchstzufuhr von 40 mg pro Kilogramm Körpergewicht als unbedenklich gilt. Bedenken Sie also stets – auch und gerade beim Verzehr von Aspartam: Die Dosis macht das Gift!

Aspartam-Acesulfam-Salz (E 962)

Der synthetische Süßstoff ist eine Salzverbindung, bestehend aus Aspartam und Acesulfam K. Er ist stabiler als seine Einzelkomponenten und 350-mal süßer als Haushaltszucker. Aspartam-Acesulfam-Salz wird im Körper in seine beiden Bestandteile zerlegt und wie diese verwertet (siehe Seite 110). Sein Brennwert beträgt vier Kilokalorien pro Gramm. Von Menschen mit Phenylketonurie darf auch dieser Süßstoff nicht verzehrt werden. Aspartam-Acesulfam-Salz wird in Desserts, Süßwaren und Kaugummis, Tafel- und Streusüße, in funktionellen Lebensmitteln und in pharmazeutischen Produkten eingesetzt. In der Nahrungsmittelindustrie der EU wird der synthetische Süßstoff seit 1994 verwendet, er ist in vielen Ländern zugelassen und gilt seit 2000 laut WHO und EFSA (European Food Safety Authority) als sicher. Die negativen Begleiterscheinungen des Aspartam-Acesulfam-Salzes sind eine Kombination der Schattenseiten von Aspartam und Acesulfam K.

Cyclamat (E 952)

Dieser Süßstoff (Cyclohexylsulfaminsäure und ihre Natrium- und Calciumsalze) wurde ebenfalls durch Zufall 1937 in den USA entdeckt. Cyclamat ist gut löslich und gegenüber Hitze sehr stabil. Zum Kochen und Backen ist es gut geeignet, industriell lässt es sich für Getränke, Konserven, Marmeladen und Brotaufstriche einsetzen. Seine Süßkraft ist um das 35-fache höher als jene von Haushaltszucker, im Vergleich zu anderen Süßstoffen allerdings sehr gering. Wird er jedoch mit diesen kombiniert,

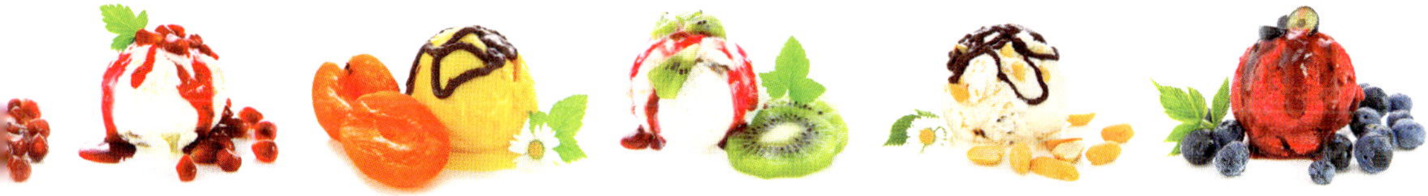

was meist geschieht, steigt seine Süßkraft an. Der ADI von Cyclamat beträgt 7 mg pro Kilogramm Körpergewicht. Es wird über die Niere ausgeschieden und im Körper nicht verwertet. Einige Menschen besitzen jedoch Darmbakterien, die Cyclamat zu Cyclohexylamin umwandeln können, einem Stoff mit einem niedrigeren ADI-Wert. Es ist nicht geklärt, in welchem Ausmaß diese Umwandlung im menschlichen Organismus stattfindet. Im Tierversuch wurde nachgewiesen, dass Cyclohexylamin in hohen Dosen die Hoden schädigen und blutdrucksteigernd wirken kann.

In den USA wurde Cyclamat 1950 auf den Markt gebracht, jedoch in den 70er-Jahren wegen des Verdachtes, Blasenkrebs auszulösen, wieder verboten. Das Verbot ist bis heute aufrecht, der Verdacht konnte bisher aber weder bestätigt, noch widerlegt werden.

In der EU ist das Süßungsmittel seit 1991 zugelassen, für einige Lebensmittel wie zum Beispiel Bonbons, Kaugummis und Speiseeis ist es jedoch verboten. Verwendet werden darf es für Getränke und Desserts, Brotaufstriche, Gelees, Konfitüren, Marmeladen und Obstkonserven sowie für Nahrungsergänzungsmittel.

Neohesperidin-Dihydrochalkon (E 959)

Neben Thaumatin ist dies der einzige Süßstoff natürlichen Ursprungs – gewonnen wird er aus dem Farbstoff Naringin, einem Flavonoid, das in der Schale von Zitrusfrüchten zu finden ist. Seine Süßkraft ist 400- bis 600-mal stärker als die von Zucker. In Kombination mit anderen Süßstoffen kann jedoch eine Süßkraft erreicht werden, die bis zu 1500-mal höher ist als jene von Zucker. Neohesperidin DC ist hitzestabil, gut lagerfähig und hat einen lakritz- bis mentholartigen Geschmack. Es kann geschmacksverstärkend wirken, aber auch bittere Geschmäcker in Lebensmitteln unterdrücken.

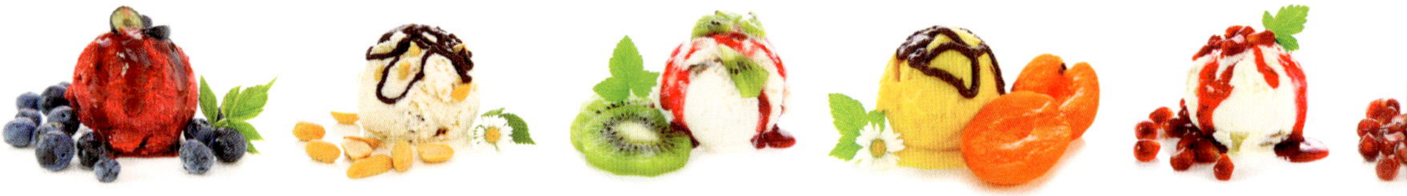

Neohesperidin DC ist kalorienfrei und wird unverdaut über die Niere ausgeschieden. In kalorienreduzierten Lebensmitteln wie Kaugummis, Getränken, Desserts, Speiseeis und anderen Süßwaren sowie in pharmazeutischen Produkten wird es als Süßungsmittel eingesetzt.

Seit 1994 ist Neohesperidin DC in der EU zugelassen. Gesundheitsbehörden stufen es derzeit als unbedenklich ein, es stellt laut klinischen Studien kein Risiko für die menschliche Gesundheit dar. Der ADI des Süßstoffes beträgt 5 mg pro Kilogramm Körpergewicht.

Neotam (E 961)

Neotam ist ein Aspartam-Derivat und wird aus Aspartam und Dimethylbutyraldehyd hergestellt. Es ist bis zu 13.000-mal süßer als Saccharose und hat die 30- bis 40-fache Süßkraft von Aspartam. Dadurch ist es wirtschaftlich interessanter als dieses und kann in geringeren Dosen eingesetzt werden kann. Durch seinen zuckerähnlichen Geschmack findet es als Süßstoff und als Geschmacksverstärker Verwendung. In der Nahrungsmittelindustrie wird Neotam für kohlensäurehaltige Getränke, Gebäck und Süßigkeiten und als Tafelsüße verwendet.

Die Sicherheit von Neotam wurde in mehreren Studien erforscht. Die Ergebnisse deuten darauf hin, dass es weder karzinogen noch erbgutschädigend ist und auch die Fortpflanzungsfähigkeit nicht beeinträchtigt. Seit 2010 ist Neotam in der EU für Verwendung in Nahrungsmitteln und Getränken zugelassen. Sein ADI-Wert liegt bei maximal 2 mg pro Kilogramm Körpergewicht.

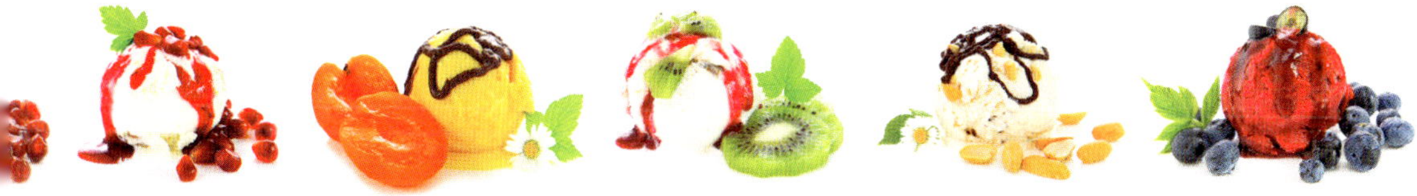

Saccharin (E 954)

Dieses 1878 entdeckte Süßungsmittel ist der älteste aller chemisch hergestellten Süßstoffe und mit einer Süßkraft von 550 einer der süßesten. Saccharin wird aus dem giftigen Lösungsmittel Toluol oder aus Phthalsäureanhydrid gewonnen. Anfang des 20. Jahrhunderts wurde es vom heutigen Chemie- und Gentechnik-Multi Monsanto hergestellt, der ursprünglich eigens zur Saccharinproduktion gegründet worden war. Populär wurde die Verwendung von Saccharin vor allem in den Weltkriegen. Seit 1994 ist der Süßstoff mit dem Zusatz E 954 als Süßstoff in der EU zugelassen.

Saccharin ist hitzestabil, gefrierbeständig und gut lagerbar. In hohen Dosen hat es einen leicht bitteren, metallischen Geschmack. Weil es vom Körper nicht verwertet wird, hat es auch keinen Brennwert. In der Lebensmittelindustrie wird Saccharin gerne in Kombination mit anderen Süßstoffen verwendet, da es deren Wirkung verstärkt. Sein ADI-Wert beträgt 5 mg pro Kilogramm Körpergewicht.

Verwendet wird Saccharin in – alkoholischen und antialkoholischen – Getränken, Desserts, Soßen, Senf, Brotaufstrichen wie Konfitüren, Marmeladen und Gelees, Knabbererzeugnissen aus Getreide oder Nüssen sowie in Nahrungsergänzungsmitteln. Außerdem wird es auch für Zahnpasta und für Futtermittel eingesetzt.

In den USA mussten bis zum Jahr 2000 Saccharin haltige Lebensmittel gekennzeichnet werden: Eine Studie war in den 1970er-Jahren zu dem Ergebnis gekommen, dass der Süßstoff bei männlichen Ratten gehäuft Blasenkrebs verursacht. Weitere Untersuchungen haben jedoch gezeigt, dass die Ergebnisse aus dem Tierversuch nicht auf den Menschen umlegbar sind.

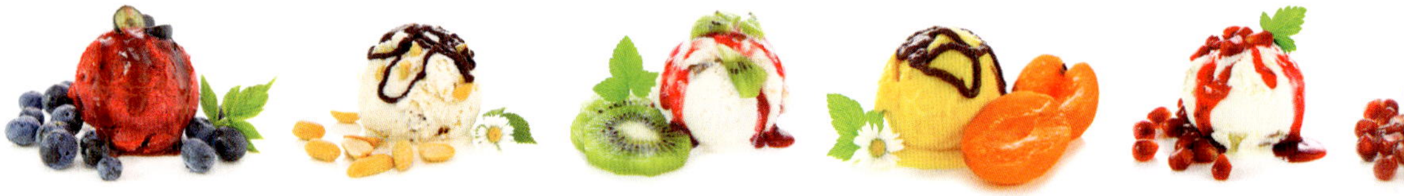

Saccharin stand und steht immer wieder im Verdacht, Heißhungerattacken auszulösen. 2013 konnte in Studien mit Ratten nachgewiesen werden, dass die Tiere mit Saccharin gesüßtes Joghurt lieber und in größeren Mengen fraßen als das mit Zucker gesüßte, was auch zu einer Gewichtszunahme führte. Wissenschaftler/innen erklären dies mit einem schnell sinkenden Blutzuckerspiegel und dem daraus resultierenden Heißhunger auf Süßes.

Auf der Basis einer weiteren Untersuchung mit Ratten kam es 2008 zur Bestätigung der Hypothese, dass sich der Organismus bei der Aufnahme von Saccharin auf eine große Kalorienmenge einstellt, zu der es allerdings nicht kommt. Der Körper bremst die Verdauung, verlangt aber nach mehr süßen Produkten – die Folge ist eine Gewichts- und Fettzunahme. E 954 wird in Schweinemastbetrieben dem Futter zugesetzt, um die Ferkel von der Muttermilch auf das Futter umzugewöhnen – so die Behauptung der Fleischindustrie. In Verbindung mit den Ergebnissen oben zitierter Studien stellt sich jedoch die Frage, ob diese Maßnahme nicht lediglich zur Mästung dient.

Steviosid (Steviolglycosid, E 960)

Dieser, vereinfacht auch Stevia genannte Süßstoff wird aus einer subtropischen Pflanze gewonnen. Stevia rabaudiana Bertoni wird auch Honigkraut, Süßblatt oder Süßkraut genannt. Die mehrjährige krautige und wärmeliebende Pflanze gehört zur Familie der Korbblütler (Asteraceae) und soll über keim- und pilztötende Eigenschaften verfügen. Für den Süßgeschmack verantwortlich sind je nach Sorte bis zu zehn Glykoside, die in hoher Konzentration in der Pflanze enthalten sind. Der Hauptbestandteil, das Steviosid, wird aus den Blättern gewonnen – abhängig von der Herstellung kann es die 70- bis 450-fache Süßkraft von Zucker aufweisen. Isoliertes Steviosid ist weiß-pulvrig und erinnert an Staubzucker.

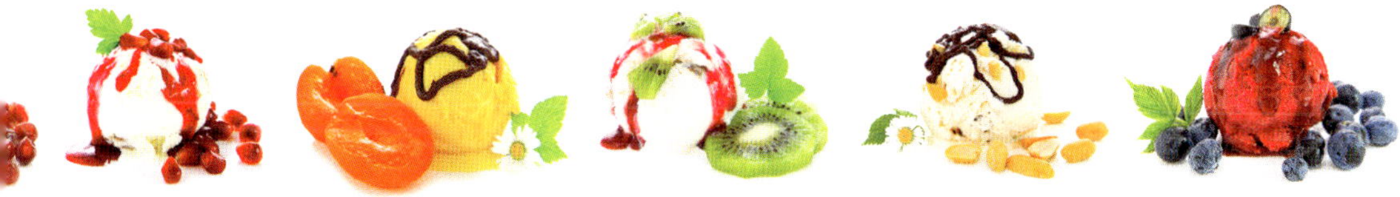

Stevia in Reinform schmeckt relativ angenehm, kombiniert man es mit anderen Süßstoffen, kann ein nahezu perfekter Süßgeschmack erreicht werden. E 960 ist hitzestabil und daher zum Kochen und Backen geeignet. Beim Backen hat es jedoch den Nachteil, dass es, um dasselbe Volumen wie Zucker zu erreichen, mit einem Füllstoff wie Maltodextrin oder Erythrol kombiniert werden muss. Da er die Plaquebildung verhindert, verursacht der nahezu kalorienfreie Süßstoff keine Karies.

Seit Jahrhunderten werden die getrockneten Steviablätter von der Bevölkerung Brasiliens und Paraguays als Süßungs- und Heilmittel verwendet. Studienergebnissen zufolge kann der Steviapflanze eine blutdrucksenkende, blutzuckerregulierende, antimikrobielle und gefäßerweiternde Wirkung zugeschrieben werden. Während Stevia in Asien, vor allem in Japan, schon seit den 1970er-Jahren als Süßstoff für Tees und diverse Nahrungsmittel verwendet wird, ist es in der EU erst seit 2011 zur Verwendung in Nahrungsmitteln zugelassen.

Mit Stevia gesüßte Produkte sind angesagt und erfreuen sich bei den Konsument/innen großer Beliebtheit – es ist anzunehmen, dass dies auf das Image als natürliches Süßungsmittel zurückzuführen ist. Dass E 960 ein Naturprodukt ist, ist allerdings ein Irrglaube – industriell hergestellte Stevia-Süßungsmittel wie Tropfen, Pulver, Tabletten usw. beinhalten das reine Steviosid, also nur mehr das extrahierte Glycosid der Pflanze und haben mit der gesamten Steviapflanze nicht mehr viel zu tun. Um den Süßstoff aus den Steviablättern zu isolieren, sind verschiedene Verarbeitungsschritte notwendig. So muss die Pflanze entfärbt, entsalzt und kristallisiert werden was übrig bleibt, ist nur mehr ein kleiner Teil des Ausgangsproduktes. Wie natürlich das Produkt dann noch ist, wird immer wieder thematisiert und hinterfragt, vor allem von Konsumentenschutzorganisationen. Wer wirklich

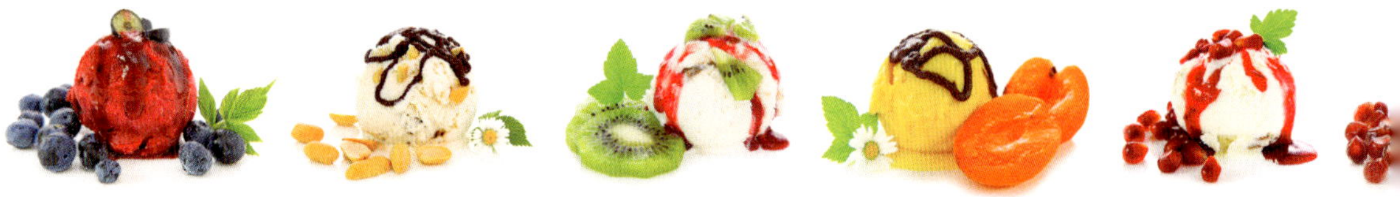

natürliches Stevia haben möchte und mit dem leicht bitteren, an Süßholz erinnernden Eigengeschmack der Pflanze kein Problem hat, kann diese im Topf kultivieren: Die frischen Blätter können für Tee verwendet werden, getrocknet und pulverisiert sind sie zum Süßen vieler Speisen geeignet.

Jegliche Bedenken bezüglich chronischer Giftigkeit, krebserregender Wirkung und Beeinflussung der Fruchtbarkeit bzw. hinsichtlich des Auftretens von Fehlbildungen konnten durch Studien der EFSA (European Food Safety Authority) widerlegt werden. Der ADI wurde mit 4 mg pro Kilogramm Körpergewicht veranschlagt.

Sucralose (E 955)

Als man 1976 in den USA gezielt nach einem Süßstoff mit dem Ausgangsstoff Saccharose (Haushaltszucker) suchte, wurde die Sucralose entdeckt, die in ihrer Struktur der Saccharose sehr ähnlich ist. Sucralose ist unter dem Namen Splenda® bekannt, sie ist kalorienfrei und etwa 600-mal süßer als Haushaltszucker. Gegenüber Hitze und saurem Milieu verhält sie sich stabil, zudem ist sie gut wasserlöslich. Sucralose schmeckt, im Gegensatz zu anderen Süßstoffen, nicht bitter. 2005 wurde sie als Lebensmittelzusatz in der EU zugelassen, ihr ADI liegt bei 15 mg pro Kilogramm Körpergewicht.

Sucralose wird unterschiedlich gut vertragen – bis zu 15 Prozent des Süßstoffes können vom Menschen zu einem Fruktosederivat abgebaut werden. Bei Personen mit Fruktoseintoleranz kann dieses Zwischenprodukt allerdings zu Nebenwirkungen führen, die unter Umständen stärker sind als jene, die durch den Konsum von Fruchtzucker entstehen. Die Abbauprodukte von Sucralose werden über Niere und Darm ausgeschieden – die darin enthaltenen chlorogenen Verbindungen können in der Natur nur langsam abgebaut werden und reichern sich in der Umwelt an. Die Folgen sind noch ungeklärt.

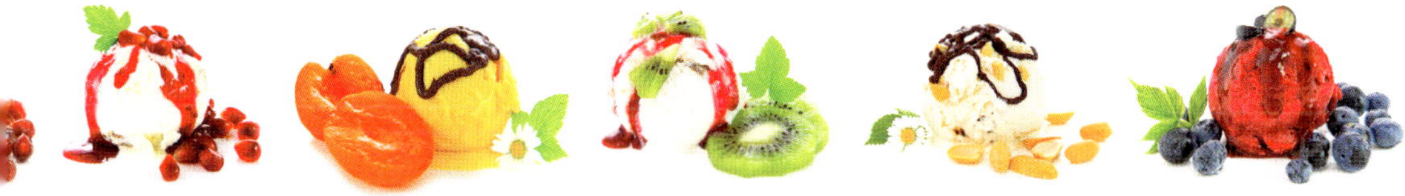

Thaumatin (E 957)

Dieser Süßstoff wurde bereits 1855 entdeckt, in Afrika wird er seit Langem als Süßungsmittel verwendet. Das Gemisch aus sechs Proteinen wird aus der westafrikanischen Katamfepflanze (**Thaumatococcus daniellii**) gewonnen. 1972 wurde Thaumatin (Thauma, griechisch Wunder) zum ersten Mal von Chemikern der Firma Unilever isoliert, seit 1996 ist es in der EU als Süßstoff zugelassen.

Die Süßkraft von Thaumatin ist bis 3000-mal so hoch wie die von Zucker. Sein Energiegehalt liegt bei vier Kilokalorien pro Gramm, was angesichts der hohen Süßkraft vernachlässigt werden kann. Es hat einen an Lakritze erinnernden Geschmack, ist nicht hitzestabil und kann daher beim Kochen nicht verwendet werden.

Aus einem Kilogramm der Beerenfrüchte, die die Katamfepflanze hervorbringt, können nur sechs Gramm Thaumatin isoliert werden. Durch die geringe Ausbeute konnte sich der Süßstoff auf dem Markt nicht durchsetzen. 2012 ist es Gentechnikern an der TU München jedoch gelungen, Hefen genetisch so zu verändern, dass sie Thaumatin produzieren.

Als Süßungsmittel verwendet wird es in Süßwaren, Konserven und Nahrungsergänzungsmitteln. In Getränken, Milchprodukten, Marinaden, Soßen, Zahnpasta, Mundwasser und Arzneimitteln wird es meistens in Kombination mit anderen Süßstoffen als Geschmacksverstärker eingesetzt.

E 957 wird von Gesundheitsbehörden derzeit als gesundheitlich unbedenklich eingestuft – ein ADI-Wert für Thaumatin ist daher nicht existent, es kann jedoch bei sensiblen Personen allergische Reaktionen hervorrufen.

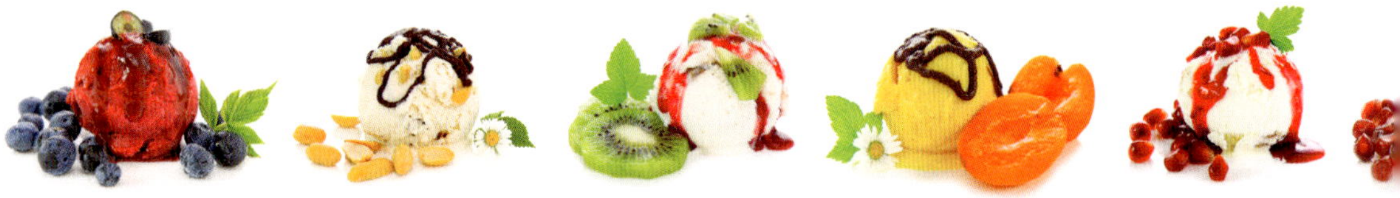

Zuckeraustauschstoffe (Zuckerersatzstoffe)

Zuckeraustauschstoffe sind süß schmeckende Kohlenhydrate, geschmacklich sind sie dem Haushaltszucker sehr ähnlich. Im Gegensatz zur Saccharose werden sie im Körper jedoch insulinunabhängig verstoffwechselt und verursachen nur einen geringen Blutzuckeranstieg. Sie haben weniger Süßkraft als Süßstoffe und etwa gleich viel wie Haushaltszucker, ihr Kaloriengehalt liegt mit etwa zwei Kilokalorien pro Gramm jedoch deutlich unter dem der Saccharose (vier Kilokalorien pro Gramm). Zuckeraustauschstoffe werden nicht oder nur teilweise verdaut.

Sie sind nicht kariesfördernd und werden gerne in der Ernährung für Diabetiker/innen zum Einsatz gebracht. Die Lebensmittelindustrie verwendet sie unter verschiedenen E-Nummern.

Zu den Zuckeraustauschstoffen zählen Zuckeralkohole (Polyole) und Fruktose. Fruktose wird auch als Fruchtzucker bezeichnet und kommt in der Natur in vielen Früchten vor, daher gibt es für diesen Stoff keine Zufuhrempfehlung und

> Die temporär eingeschränkte Verwendung von Süßstoffen in kleinen Mengen kann für Personen sinnvoll sein, die Kalorien reduzieren und Gewicht verlieren wollen oder an Krankheiten bzw. Störungen im Zuckerstoffwechsel leiden. Auf längere Sicht sollte die Häufigkeit, mit der wir zu – mit Süßstoff – gesüßten Nahrungsmitteln greifen, jedenfalls eingeschränkt werden: Wir müssen uns, kurz gesagt, vom Süßgeschmack entwöhnen. Auch hier muss wieder Paracelsus zitiert werden: „Die Dosis macht das Gift."

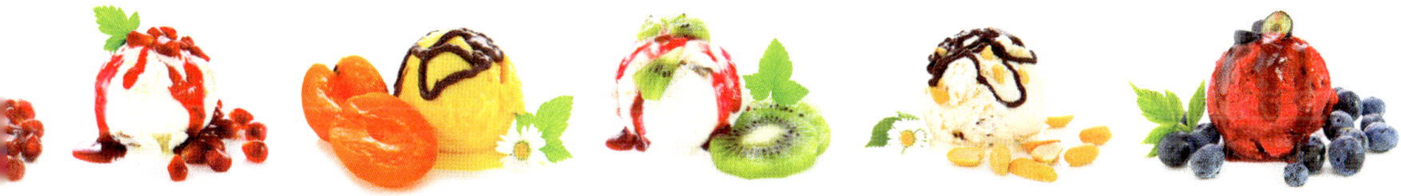

Zulassung. Die Zuckeralkohole sind nur von der chemischen Struktur her gesehen Alkohole und haben keine berauschende Wirkung. Der Genuss größerer Mengen kann zu Blähungen und Durchfall führen: Sie werden verzögert ins Blut aufgenommen, gelangen dadurch in die unteren Dünndarmabschnitte bzw. in den Dickdarm, wo sie Wasser anziehend wirken und die Darmtätigkeit anregen. Zwar gibt es für Zuckeraustauschstoffe keine offiziell vorgeschriebenen Höchstmengen bzw. Toleranzwerte, aufgrund der abführenden Wirkung sind jedoch mehr als 20 bis 30 Gramm pro Tag nicht ratsam. Nachdem aber süße Speisen ohnedies nicht in rauen Mengen genossen werden sollten, werden diese Mengen eher nicht überschritten.

Erythrit (E 968)

In geringen Mengen kommt Erythrit in einigen Obstsorten (Birne, Wassermelone, Weintrauben) sowie in Pilzen, Käse und fermentierten Lebensmitteln (Bier, Reiswein Sojasoße) vor. Die derzeit beliebteste Erythrit-Form ist der Birkenzucker.

Der Zuckeralkohol wird mit Hilfe von Enzymen aus Stärke gewonnen. Im Herstellungsverfahren können auch gentechnisch veränderte Mikroorganismen zum Einsatz kommen, was nicht gekennzeichnet werden muss. Daher darf dieser Zuckeralkohol nicht als Bioprodukt vermarktet werden. Erstmals wurde E 968 in Japan als Süßungsmittel eingesetzt, 2006 wurde es auch in der EU als Zusatzstoff für die Nahrungsmittelindustrie zugelassen. Erythrit ist durch seine kristallisierte Form dem Haushaltszucker optisch recht ähnlich – auch geschmacklich ist es mit Zucker zu vergleichen, es hat keinen künstlichen Beigeschmack. Dieser Zuckeralkohol ist vielseitig verwendbar, kommt in Süßigkeiten, Milchprodukten etc. zum Einsatz oder dient als Geschmacksverstärker, Trägerstoff, Feuchthaltemittel usw. Da durch Birkenzucker die Entwicklung von Hefe- und Pilzbakterien gehemmt wird, ist er für Hefeteige nicht geeignet.

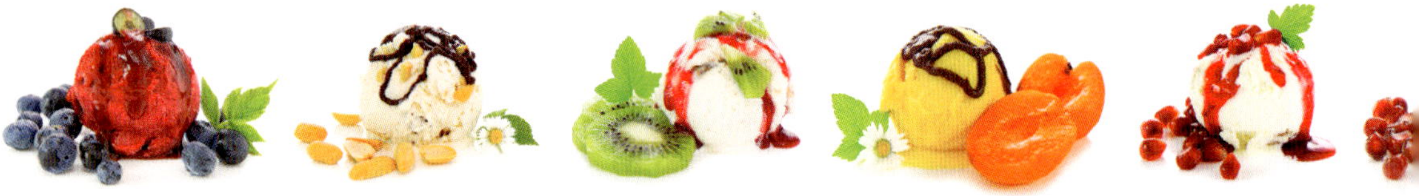

Erythrit wird zu rund 90 Prozent vom Dünndarm aufgenommen und über die Niere wieder vollständig und unverändert ausgeschieden – dadurch kann man von diesem Zuckeralkohol mehr essen als von anderen, ohne Verdauungsbeschwerden zu bekommen. Sowohl auf den Insulinspiegel als auch auf die Zähne hat der Zuckeraustauschstoff keine negativen Auswirkungen. 100 Gramm E 968 haben einen Brennwert von maximal 20 Kilokalorien (zum Vergleich: 100 Gramm Haushaltszucker haben 387 Kilokalorien), wodurch Erythrit auch zur Kalorienreduktion beitragen kann.

Verzehrt man große Mengen des Zuckeraustauschstoffes, kann das abführend wirken. Allergische oder toxische Reaktionen beim Menschen konnten in Verbindung mit Erythrit aber nicht nachgewiesen werden, man hat sogar eine antioxidative Wirkung festgestellt. Außerdem wird dem Birkenzucker nachgesagt, dass er antibakteriell wirke und den Säure-Basen-Haushalt stabilisiere.

Isomalt (E 953)

Dieser Zuckeraustauschstoff wird aus Zuckerrüben gewonnen und ist von seiner Struktur her eine Kombination aus Sorbit und Mannit. In einem zweistufigen Verfahren wird Saccharose über Isomaltulose zum Süßungsmittel Isomalt umgewandelt. Die weiß-kristalline Substanz ist nicht gut wasserlöslich und nicht wasseranziehend, sie hat keine kariogene Wirkung und beeinflusst den Insulinspiegel kaum. Geschmacklich ist Isomalt mit Zucker vergleichbar, wobei seine Süßkraft um die Hälfte geringer ist. Ein Gramm E 953 liefert einen Brennwert von zwei Kilokalorien.

In der Lebensmittelindustrie wird Isomalt für Süßwaren wie Bonbons, Schokolade, Kaugummi, Speiseeis und Desserts sowie für Backwaren und Senf verwendet.

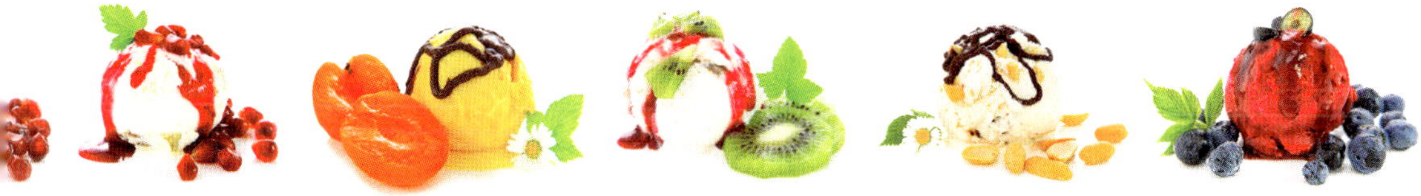

Außer der Süße verleiht dieser Zuckeralkohol den Produkten Körper und Textur und wird deshalb auch als Trägerstoff in Nahrungsergänzungsmitteln eingesetzt.

Laut Untersuchungen der WHO gilt Isomalt als einer der sichersten Lebensmittelzusätze – eine Einschränkung des Konsums sei nicht notwendig. Empfindlichen Personen wird jedoch nahegelegt, nicht mehr als 30 Gramm pro Tag zu konsumieren, da dieser Zuckeralkohol zu den schwer verdaulichen Kohlenhydraten zählt und Verdauungsbeschwerden wie Durchfall hervorrufen kann. Produkte, die mehr als zehn Prozent Isomalt enthalten, müssen auf der Verpackung auf die abführende Wirkung hinweisen.

Lactit (E 966)

Lactit, auch Lactitol genannt, wird durch ein chemisches Verfahren aus Milchzucker (Laktose) hergestellt. Dieser Zuckeralkohol ist eine weiße, kristalline Substanz, die nicht wasseranziehend wirkt. Zu seiner Verwertung im Körper ist kein Insulin notwendig. Bei einer Süßkraft von 30 bis 40 Prozent im Vergleich zu Saccharose und einem Brennwert von 2,4 Kilokalorien pro Gramm wird es vielfach für zuckerreduzierte, diabetische Lebensmittel verwendet. Desserts, Süßwaren, Kaugummis, Speiseeis, Senf und Soßen werden damit gesüßt. Lactit eignet sich zwar nicht besonders gut, um Kalorien einzusparen, zeichnet sich jedoch dadurch aus, dass es keine oder nur geringe negative Auswirkungen auf die Zähne hat. Da seine Süßkraft nicht überragend ist, wird dieser Zuckeralkohol eher selten in Süßstoffen verwendet.

Beim Verzehr großer Mengen können unangenehme Nebenwirkungen wie Blähungen, Durchfall und Bauchschmerzen auftreten, die jedoch schnell wieder abklingen. Die abführende Wirkung muss auf der Verpackung angegeben werden.

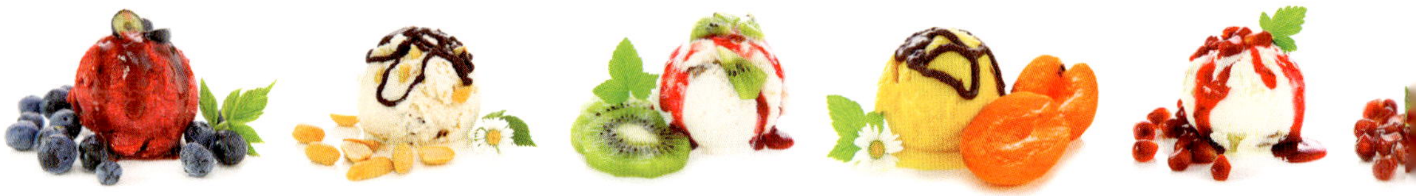

Im medizinischen Bereich wird sie genutzt – Lactit ist Hauptbestandteil der Abführmittel Importal® und Lacty®.

Aufgrund mehrerer Studien wird dieser Zuckeralkohol von den Gesundheitsbehörden ebenfalls als gesundheitlich unbedenklich eingestuft.

Maltit (E 965)

Dieser, auch unter dem Namen Maltitol bekannte Zuckeralkohol ist in seiner natürlichen Form im Chicorée oder in geröstetem Malz zu finden. Hergestellt wird er durch Hydrierung von Mais- bzw. Weizenstärke. E 965 präsentiert sich als weißes Pulver, hat 60 bis 90 Prozent Süßkraft im Vergleich zu Haushaltszucker und liefert 2,5 Kilokalorien pro Gramm. Dieser Zuckeralkohol wirkt nicht kariesfördernd, da ihn die Bakterien im Mundraum nicht abbauen. Er wird im Körper insulinunabhängig verarbeitet und deshalb hauptsächlich für kalorienreduzierte und Diabetikerprodukte eingesetzt.

Da Maltit Feuchtigkeit aus der Luft anzieht, findet man es in diversen Lebensmitteln als Feuchthaltemittel. Außerdem wird es in Produkten wie Bonbons, Desserts, Marmelade, Speiseeis, Senf und Soßen sowie in Kaugummis als Süßungsmittel verwendet. Vielfach hat es Sorbit in zuckerfreien Produkten wie zum Beispiel Schokolade ersetzt, da es eine geringere abführende Wirkung besitzt. Cremige Lebensmittel bekommen durch Maltitose die gewünschte Textur.

Maltit ist ein schwer verdaulicher Zuckeralkohol (deswegen auch der geringe Kaloriengehalt), dessen Konsum für Personen mit Fruktoseintoleranz nicht empfohlen wird. Allgemein ist Maltitol ein gut verträglicher Zuckeraustauschstoff, der jedoch bei hohem Konsum zu Verdauungsbeschwerden wie Durchfall, Blähungen

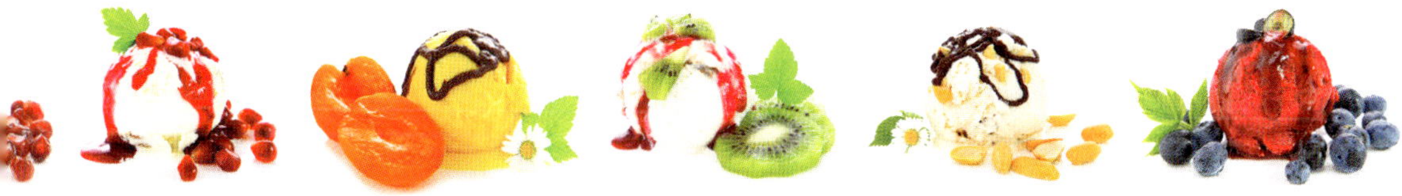

oder Bauchschmerzen führen kann. Es wird empfohlen, täglich nicht mehr als 50 Gramm davon zu verzehren.

Mannit (E 421)

Der Name dieses als Süßungsmittel eingesetzten Zuckeralkohols leitet sich von der Mann-Esche ab. Ihr Saft enthält in getrocknetem Zustand 13 Prozent Mannit (auch Mannitol genannt). In der Natur kommt der Zuckeralkohol zudem in Salzpflanzen, das sind Gewächse, die vorzugsweise in Meeresnähe wachsen, sowie in einigen Pilzen und Algenarten vor. Gewonnen wird Mannit – unter Verwendung bestimmter Enzyme – durch Hydrierung von Fruktose. Die Herstellung ist sehr kostenaufwendig, daher wird dieses Süßungsmittel in der Industrie nur begrenzt eingesetzt.

Eine zehnprozentige Mannitollösung hat den gleichen Brennwert wie Zucker und 70 Prozent seiner Süßkraft. Für Diabetikerprodukte ist Mannit aufgrund seiner insulinunabhängigen Verstoffwechslung jedoch trotzdem geeignet. Zudem hat E 421 keinen negativen Effekt auf die Zahngesundheit. Bei empfindlichen Personen oder zu hoher Dosierung kann der Zuckeralkohol Erbrechen, Übelkeit, Blähungen und Durchfall auslösen. Von einer täglichen Einnahme von mehr als 50 Gramm wird daher abgeraten.
In der Lebensmittelindustrie wird der Zuckeraustauschstoff hauptsächlich für zuckerreduzierte oder -freie Backwaren, Marmeladen sowie Soßen und Vitamin-Brausetabletten eingesetzt. Mannit wirkt auch als Therapeutikum, zum Beispiel als Abführmittel oder zur Vorbeugung gegen akutes Nierenversagen. In ersten Studien konnte eine positive Wirkung der D-Mannose als Prophylaxe vor Blasenentzündung gezeigt werden.

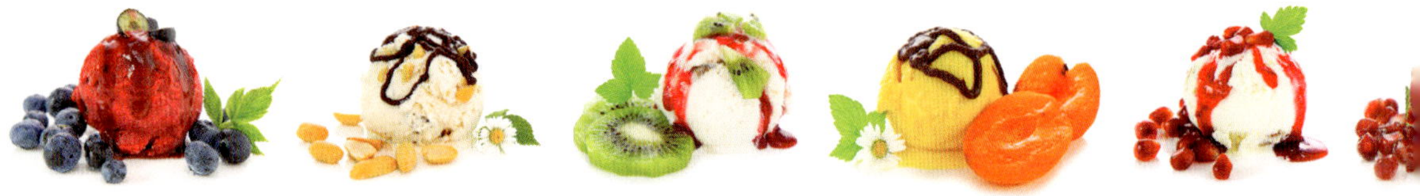

Sorbit (E 420)

Der auch Sorbitol genannte Süßstoff kommt in der Natur in vielen Früchten vor, zum Beispiel in Vogelbeeren oder speziellen Kernobstsorten. Industriell wird Sorbit aus Weizen- oder Maisstärke hergestellt – Ausgangssubstanz ist die Glukose (Traubenzucker). Im Vergleich zur Saccharose besitzt E 420 eine Süßkraft von bis zu 60 Prozent bei 2,4 Kilokalorien pro Gramm. Es wird insulinunabhängig verstoffwechselt und ist nur leicht kariogen. Daher wird es in Deutschland und Österreich Produkten für Diabetiker/innen zugesetzt. Zudem wird Sorbit als Zuckeraustauschstoff, Trägersubstanz und Feuchthaltemittel verwendet und findet sich sowohl in Lebensmitteln wie Toasts, Biskuit, Senf, Mayonnaise oder Pralinenfüllungen wie auch in Zahncremes und Kosmetikprodukten.

Wie bei den anderen Zuckeralkoholen kann es bei hoher Aufnahme von Sorbit zu gesundheitlichen Probleme, zu Blähungen, Durchfall oder Erbrechen kommen. Personen, die unter einer Sorbitunverträglichkeit (Sorbitmalabsorption) leiden, müssen natürlich auf Sorbit in Lebensmitteln (auch im Obst) verzichten. Da dieser Zuckeralkohol im Körper zu Fruktose umgewandelt wird, gilt das auch für Menschen mit einer Fruktoseintoleranz.

Xylit (E 967)

Dieser im Jahre 1890 vom Chemiker und Nobelpreisträger Emil Fischer entdeckte Zuckeralkohol wird auch Xylitol genannt und ist der beliebteste und am besten untersuchte Zuckeraustauschstoff. Er kommt in natürlicher Form in manchen

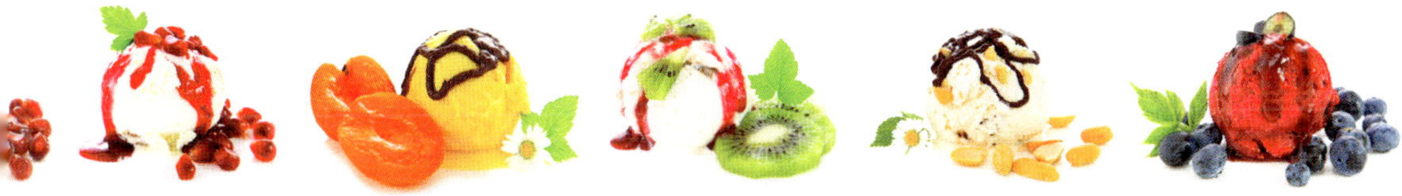

Gemüse- und Obstsorten, aber auch in Baumrinden vor, wie bei der Buche oder der Birke. Xylit wird daher auch Birkenzucker genannt. Seine Herstellung aus Holzzucker (Xylose) ist recht kostspielig, zum Teil wird Xylit auch nach Abernten der Körner aus Maiskolben gewonnen. Achtung: Dabei kann (vor allem in den USA) auch gentechnisch veränderter Mais verwendet werden!

Das kristalline Pulver hat fast dieselbe Süßkraft wie Zucker (98 Prozent) und ähnelt diesem im Geschmack. Es liefert 2,4 Kilokalorien pro Gramm – also nur um 40 Prozent weniger als die Saccharose. Xylit kann Wasser binden und ist hitzestabil. Es hat nur einen geringen Einfluss auf den Insulinspiegel, dadurch ist es für Diabetikerprodukte einsetzbar. Wie alle anderen Zuckeralkohole wirkt auch E 967 abführend, schon ab einer Einnahme von 0,5 Gramm. Die Besonderheit von Xylitol besteht jedoch darin, dass sich der Körper an den Zuckeraustauschstoff gewöhnen kann und immer größere Mengen vertragen werden.

Xylit bietet gegenüber Zucker einige Vorteile – so ist es zum Beispiel nicht kariesfördernd. Dieser Effekt beruht darauf, dass das Kariesbakterium Streptococcus mutans den Zuckeralkohol nicht verarbeiten kann und abstirbt. Die Zähne werden durch Xylitol außerdem remineralisiert, es regt die Speichelproduktion und Komplexbildung mit Calcium und Speicheleiweiß im Mund an. Daher ist Xylit in Zahnpflegekaugummis, Bonbons usw. zu finden. In Diskussion sind weitere mögliche Wirkungen von Birkenzucker: Es soll zur Osteoporoseprophylaxe, ja sogar zur Krebsvorbeugung dienen und Beschwerden bei Asthma, Bronchitis, Candida- und Ohreninfektion mildern helfen.

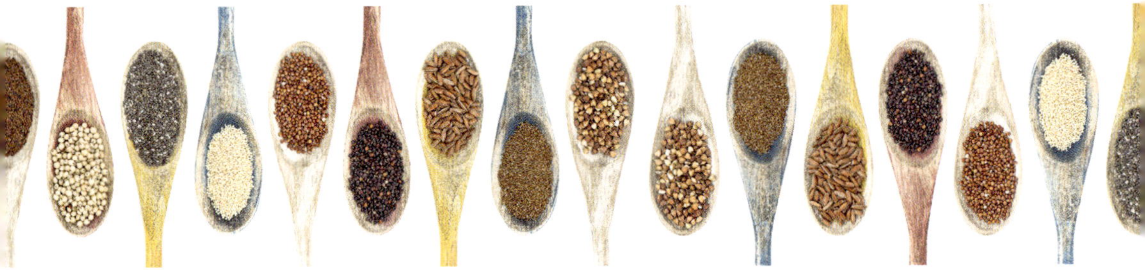

Die Vielfalt der Getreide (wieder-)entdecken

Wir haben es schon mehrfach erwähnt: Wenn wir von Getreide sprechen, meinen wir meistens Weizen. Auch die vermeintlich gesunden Vollkornprodukte sind häufig Weizen-Vollkornprodukte. Im Zuge der Industrialisierung scheinen wir völlig vergessen zu haben, welche Vielfalt an Getreide und getreideähnlichen Pflanzen die Natur hervorbringt – ein guter Grund, sich die Diversität von Getreide wieder in Erinnerung zu rufen.

Menschen mit Unverträglichkeiten stellen oft fest, dass sie auf ursprünglichere Getreidesorten wesentlich besser reagieren, als auf unseren modernen und allgegenwärtigen Weizen. Das hängt möglicherweise unter anderem damit zusammen, dass der Proteingehalt in den alten Getreidesorten zwar hoch ist, zum Teil höher als beim modernen Weizen, es aber Unterschiede bei der Zusammensetzung der Kleberproteine gibt.

Spelzgetreide wie Emmer, Einkorn und Dinkel enthalten überaschenderweise viel weniger Ballaststoffe als Weizen und werden deshalb von Menschen mit geschwächter Darmgesundheit besser vertragen. Das Korn der Urgetreidesorten ist auch kleiner als jenes des Hochertragsweizens. Damit hat die Schale einen größeren Anteil am Getreide, und dieses enthält verhältnismäßig mehr Mineralstoffe, Vitamine etc. – ein Vorteil, der natürlich verloren geht, wenn das Getreide zu Weißmehl vermahlen wird.

Vollkorn ist Vollwert – am besten frisch gemahlen

Wie der Name bereits zum Ausdruck bringt, enthält vollwertiges Getreide wesentlich mehr der für unseren Körper brauchbaren und gesunden Inhaltsstoffe als

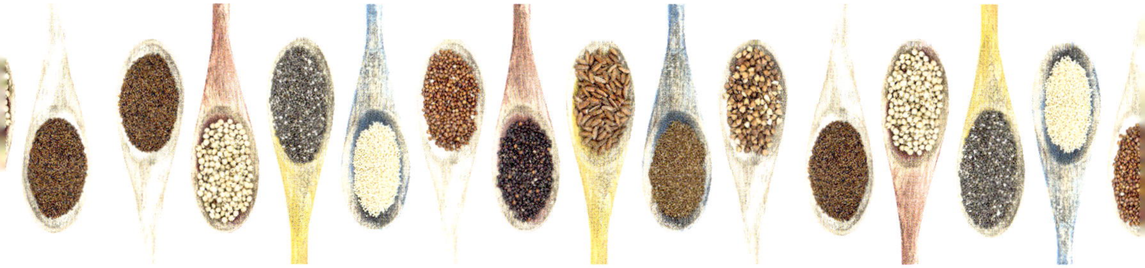

industriell verarbeitetes Auszugsmehl. Das volle Getreidekorn besteht aus dem wertvollen Keimling, dem Mehlkörper, der Aleuronschicht, der Samenschale, der Fruchtschale und der Kleie. Je nach Sorte sind in den einzelnen Schichten unterschiedliche Inhaltsstoffe vorhanden. Große Mengen an Mineralstoffen, Vitaminen, essenziellen Aminosäuren, Enzymen und sekundären Pflanzeninhaltsstoffen sorgen für einen wertvollen und natürlichen Cocktail. Beim ausgemahlenen Mehl sind viele dieser wertvollen Bestandteile nicht mehr vorhanden. Wer mit Vollkornmehl bäckt und kocht, sollte die Anschaffung einer Getreidemühle in Erwägung ziehen – wird der ölhaltige Keimling nämlich wie bei diesen Produkten mitvermahlen, kann das Mehl leicht ranzig werden. Vollkornmehle sind nur rund zwei bis vier Monate haltbar und damit wesentlich kürzer als weiße Auszugsmehle. Wenn Sie keine eigene Mühle besitzen, lassen Sie sich das Getreide, bevor Sie es verarbeiten möchten, im Bioladen mahlen – frisches Mehl hat die größte Vitalkraft.

Alternative Weizenarten

Hartweizen

Hartweizen (lateinisch **Triticum durum**) wird auch Durum oder Glasweizen genannt. Er ist ein spelzfreies Getreide und vermutlich aus dem Emmer entstanden. Etwa zehn Prozent der weltweiten Weizenproduktion entfällt auf Hartweizen. Seine Hauptanbaugebiete sind europäische Mittelmeerländer wie Italien, Spanien, Frankreich und Griechenland sowie Vorderasien und Nordafrika. Die harten Körner dieser Weizensorte und ihr kleberreiches Mehl eignen sich vor allem für die Herstellung von Teigwaren und Grieß. Hartweizengrieß enthält viel Eiweiß, durchschnittlich rund 16 Prozent. Auch Couscous und Bulgur werden traditionell aus Hartweizen hergestellt.

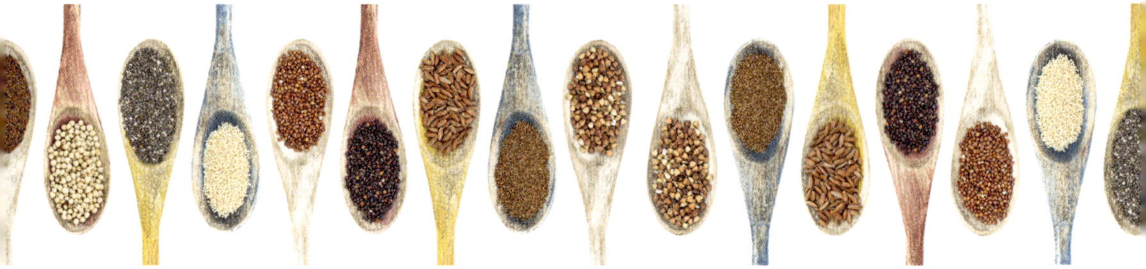

Einkorn

Einkorn (lateinisch **Triticum monococcum**) ist eine Urform des Weizens, die bereits in der Jungsteinzeit mit einwandernden Ackerbauern nach Europa gelangte. Bis ins Hochmittelalter war sie im alpenländischen Raum eine der Hauptgetreidearten. Einkorn ist bespelzt, muss also durch einen aufwendigen Prozess vom Spelz befreit werden, ehe es genießbar ist. Das Getreide ist, was Boden und Klima betrifft, recht anspruchslos und wurde bzw. wird daher gerne in kühleren Regionen kultiviert. Der relativ hohe Eiweißgehalt von rund 17 bis 18 Prozent macht es für die fleischlose oder fleischreduzierte Küche zu einer wertvollen Proteinquelle.

Einkorn hat einen charakteristischen, cremig-nussigen Geschmack. Eine seiner ernährungsphysiologischen Besonderheiten ist unter anderem ein sehr hoher Anteil an Lutein, einem Carotinoid, das immunstärkend und krebsvorbeugend wirkt und besonders wichtig und gesund für unsere Sehkraft ist. Einkornreis sollte man dämpfen und nicht kochen, da Lutein hitzeunbeständig ist. Beim Backen eines Einkornbrotes wird das Lutein zum Teil zerstört, das Brot enthält dennoch mehr des gesunden Stoffes als Brot aus anderen Getreidesorten.

Einkorn ist das weichste Getreide, daher ist es für die Herstellung von Flocken besonders gut geeignet. Es hat einen hohen Proteingehalt, aber eine schwache Kleberstruktur, Einkornbrot sollte aus diesem Grund immer als Kastenbrot zubereitet werden. Einkornmehl eignet sich auch für Palatschinken und Kuchen, will man aber Kekse oder Hefeteiggebäck daraus machen, braucht man Geduld und Übung. Als Bindemittel eignet sich das Mehl aufgrund seiner schwachen Kleberstruktur weniger – für süße Knödel beispielsweise sollte auf andere Mehle zurückgegriffen werden. Als Einkornreis kommt das Urgetreide in Aufläufen und Bratlingen (Laibchen) zum Einsatz.

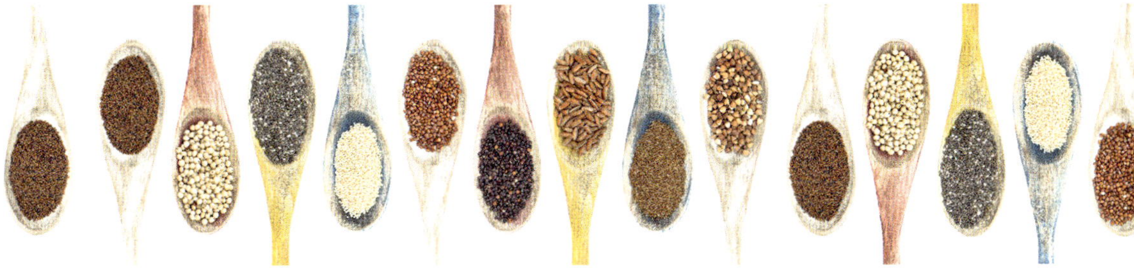

Emmer

Emmer (lateinisch **Triticum dicoccum**) zählt zu den ältesten Kulturpflanzen, die, so schätzt man, bereits vor rund 10.000 Jahren angebaut wurden. Wie viele andere alte Sorten wurde er beinahe gänzlich vom Weichweizen verdrängt. Aber eben nur beinahe, denn heute wird er wieder kultiviert, vor allem in Italien, aber auch im Alpenraum und in anderen Teilen Europas. In Italien hat man durch Einkreuzung von Durum bereits moderne kurzstrohige Emmersorten gezüchtet. Hier wurde dieselbe Strategie angewandt wie auch beim Dinkel, wo in moderne Sorten ebenfalls kurzstrohiger Weichweizen eingekreuzt wurde.

Auch Emmer ist bespelzt und weniger ertragreich als Weichweizen. Daraus ergibt sich natürlich ein höherer Verkaufspreis. Das Getreide ist also – ähnlich wie andere alte Getreidesorten – vorerst ein Nischenprodukt für Menschen, die gewillt sind, nicht nur die billigsten Lebensmittel einzukaufen.

Die Ähren des Emmer beeindrucken durch ihre Farbgebung: Sie sind weiß, rötlichbraun oder schwarz. Das Getreide hat einen fein-würzigen Geschmack und eine große Quellfähigkeit. Es ist reich an Eiweiß und Mineralstoffen wie Zink, Eisen und Kupfer und hat einen hohen Gehalt an essenziellen Aminosäuren. Emmermehl eignet sich für Mürbteig, Nudeln, Brot und Gebäck. Emmerbrote gehen weniger auf als Weizenbrote, weil das Getreide eine schwächere Kleberstruktur als Weizen hat. Wie Hartweizen wird Emmer oft zu Grieß vermahlen, die Teilchen sind also gröber und größer als beim Mehl und können Wasser nicht so gut aufnehmen. Will man Brot herstellen, empfiehlt sich das Beimischen von weniger grießigen Mehlen bzw. das Backen in Formen.

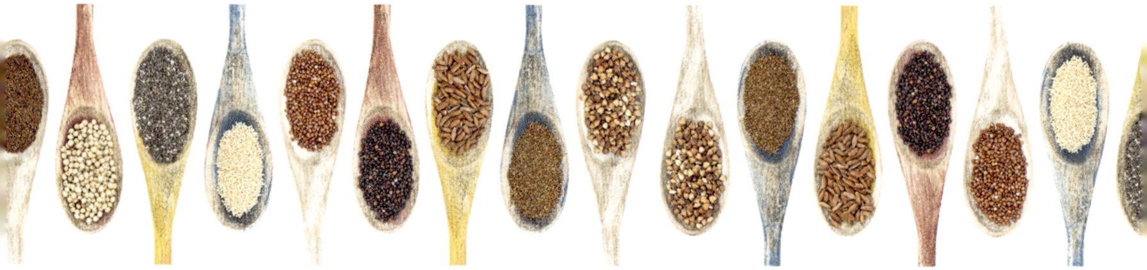

Dinkel

Dinkel (lateinisch **Triticum spelta**, auch Schwabenkorn genannt) ist wohl das bekannteste der sogenannten Urgetreide. Durch die Verbreitung der Lehren der Hildegard von Bingen, Äbtissin und heilkundige Frau im 12. Jahrhundert, hat er enorm an Bedeutung gewonnen.

Dinkel ist bespelzt und daher mühsamer aufzubereiten als der freidreschende Weichweizen. Wie Einkorn und Emmer wurde er von diesem nahezu verdrängt, seit einiger Zeit erfährt er jedoch wieder einen Aufschwung. Dinkel gilt als nächster Verwandter des Weichweizens, ist aber jünger und aus einer Rückkreuzung bzw. Hybridisierung des Weichweizens mit Emmer entstanden. Das Getreide ist robust und genügsam und gedeiht auch in raueren Gegenden und auf kargen Böden. Es benötigt kaum Düngung und ist daher vor allem in der biologischen Landwirtschaft sehr beliebt. Dinkel wird heute wieder vermehrt angebaut – in der Schweiz, in Schwaben und in Österreich. Vor etwa 30 Jahren hat man begonnen, Weichweizen in den Dinkel einzukreuzen, um diverse Eigenschaften in Richtung Industrie zu optimieren. In Deutschland sind mittlerweile rund 80 Prozent des angebauten Dinkels Kreuzungen mit Weizen. Paradoxerweise sind in der Schweiz gerade konventionell wirtschaftende Bauern an alten Sorten interessiert, während Biobauern neue Getreidezüchtungen mit Weichweizen-Einkreuzungen bevorzugen. In Österreich hingegen sind derartige Kreuzungen nicht so gerne gesehen. Rund 80 Prozent des österreichischen Dinkels werden biologisch angebaut.

Das Getreide hat einen hohen Eiweißanteil, enthält komplexe Kohlenhydrate, Ballaststoffe, Vitamine und Spurenelemente, vor allem Magnesium. Laut Hildegard von Bingen bereitet es „rechtes Fleisch und Blut und macht die Sinne froh". Auch die Zusammensetzung seiner Fettsäuren macht es besonders wertvoll. Das

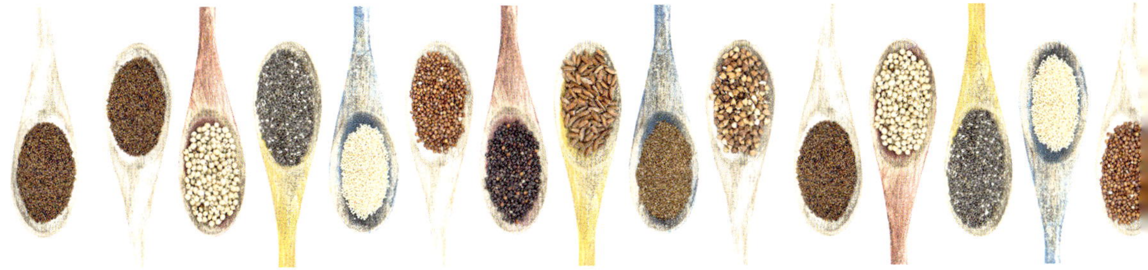

Getreide hat aber, ebenso wie Einkorn, eine etwas schwächere Kleberstruktur als Weizen. Dinkelmehl ist daher für eine Pizza besser geeignet als Weizenmehl, vorausgesetzt man mag den Pizzaboden dünn und knusprig wie die Italiener und nicht dick und weich wie die Amerikaner. Generell kann Dinkel gut als Alternative zu Weichweizen verwendet werden. Ob Kuchen, Kekse, Brot und anderes Gebäck oder Aufläufe – all das gelingt mit dem gesunden Hildegard-Getreide wunderbar.

Grünkern

Wenn Dinkel vorzeitig geerntet und gedarrt wird, nennt man ihn Grünkern (geerntet wird im sogenannten milchreifen Zustand, rund drei bis vier Wochen vor der Vollernte). Durch die Trocknung über Buchenholzfeuer erhält das unreife Getreide einen typisch rauchigen Geschmack. Es ist zwar nicht backfähig, aber für Suppen, Laibchen und Aufstriche gut geeignet.

Kamut®

Kamut® gilt landläufig ebenfalls als alte Getreideart, ist jedoch lediglich ein Markenname, der von Landwirten aus Montana, USA, für eine Getreideart eingeführt und geschützt wurde. Genetisch ist er vermutlich eine Kreuzung aus Hartweizen **(Triticum durum)** und der alten Sorte Gommer **(Triticum polonicum).** Erst seit 1998 wird Kamut als eine alte Weizensorte namens Khorasanweizen **(Triticum turanicum)** eingestuft. Forscher haben allerdings nachgewiesen, dass sich Kamut® genetisch stark vom traditionellen Khorasanweizen unterscheidet. Wann die letzte Einkreuzung erfolgt ist und wie alt dieses Urgetreide wirklich ist, ist demnach wissenschaftlich nicht eindeutig feststellbar.

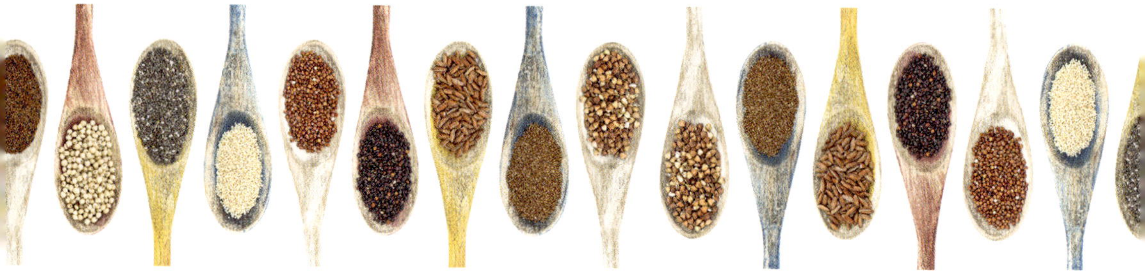

Glutenhaltige Getreidearten – abseits des Weizens

Roggen

Roggen (lateinisch **Secale cereale**) wurde ursprünglich in Vorderasien, im Kaukasus und in Anatolien angebaut. Das Getreide wird seit rund 6000 Jahren kultiviert, seit dem Mittelalter in großem Stil auch in Europa, wo es später aber vom Weichweizen wieder verdrängt wurde. Roggen gedeiht vor allem in kälteren Regionen und kann auf bis zu 2000 Meter Seehöhe angebaut werden, da er recht widerstandsfähig ist. Seit den 1980er-Jahren wird er vermehrt als Hybridsorte gezüchtet, dieser Trend ist vor allem in Deutschland sehr stark bemerkbar. Auch in Österreich machen die Hybridsorten inzwischen rund 50 Prozent aus. Gerade Biobauern bauen aber noch alte Populationssorten an.

Ein besonderes Merkmal des Roggens sind seine Pentosane, das sind Schleimstoffe mit einer hohen Wasserbindekraft: Sie sollen der Herzgesundheit zuträglich sein und sogar in der Krebsprävention eine Rolle spielen. Im Roggen bildet sich kein Klebergerüst im Teig aus, die Pentosane übernehmen deshalb eine wichtige Funktion. Um einem Teig die nötige Bindung zu geben und dafür zu sorgen, dass das Brot nicht „sitzen bleibt" benötigen die Schleimstoffe allerdings Säure in Form von Sauerteigen. Diese enthalten Milchsäurebakterien und Hefepilze, die auch für eine längere Haltbarkeit und einen besseren Geschmack des Brotes sorgen und es leichter verdaulich machen als Weizenbrote mit reiner Hefe. Roggenbrot macht lange satt und genießt in so manchen Low-Carb-Richtungen eine Sonderstellung. Roggenvollkornmehl, -schrot und -flocken können auch in Suppen, Eintöpfen, Bratlinge (Laibchen) und im Frischkornbrei verwendet werden.

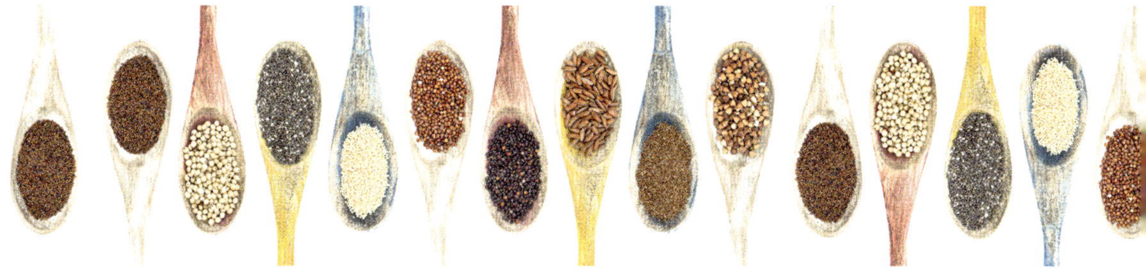

Waldstaudenroggen

Das Waldstaudenkorn (lateinisch **Secale cereale var. multicaule**) wird auch Johannisroggen genannt und ist eine Primitivform des Roggens, die heute vor allem im österreichischen Wald- und Mühlviertel sowie in Polen und Tschechien angebaut wird. Das kleinkörnige Getreide ist recht anspruchslos und eine Wohltat für den Boden, da es die Erde durch seine tiefen und feinen Wurzeln gut auflockert und für Folgekulturen im wahrsten Sinn des Wortes einen guten Boden bereitet. Mit seinem bemerkenswerten Mineralstoff- und Vitamingehalt ist das häufig als Urroggen bezeichnete Getreide ernährungsphysiologisch besonders interessant. Waldstaudenbrot ist besonders saftig, dunkel und hat einen intensiven Roggengeschmack. Auch Waldstaudenkorn benötigt beim Brotbacken die Sauerteigführung.

Gerste

Die Gerste (lateinisch **Hordeum vulgare**) ist eines der ältesten Getreide, sie kommt hauptsächlich aus dem Vorderen Orient und aus Ostafrika. Mit Mais, Reis und Weizen zählt sie zu den vier wichtigsten Nahrungs- und Futterpflanzen der Welt. Da sie geringe Ansprüche an Klima und Boden stellt und zudem eine kurze Vegetationszeit hat, wird die Gerste vor allem in raueren Regionen gerne kultiviert, in Tibet gehört sie beispielsweise zu den Hauptnahrungsmitteln.

Es gibt bespelzte Gerstenformen, die aufwendig geschält werden. Da die Hüllspelzen eng mit dem Korn verwachsen sind, muss diese Gerste ohne Keimling und Kleie auskommen. In der gesunden Küche ist die Nacktgerste daher beliebter, ihr werden ernährungsphysiologisch bessere Eigenschaften nachgesagt.

Nacktgerste kann man gut keimen lassen, in Flockenform bzw. geschrotet wird sie in Frischkornbreien verwendet. Beim Brotbacken muss die Gerste mit anderen

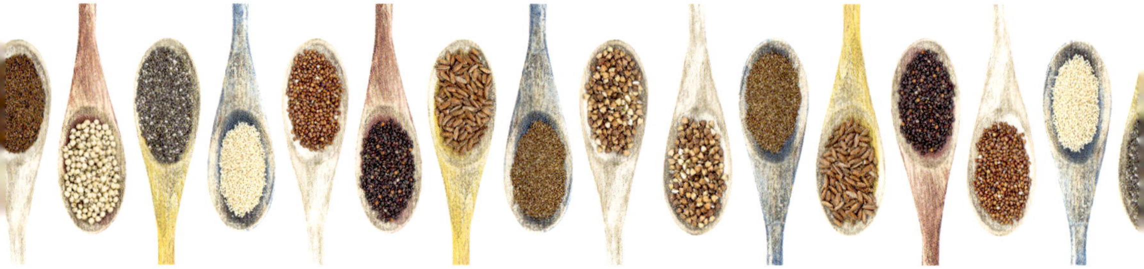

Getreidesorten wie zum Beispiel Einkorn, Emmer oder Dinkel gemischt werden. Besonders erwähnenswert ist der hohe Gehalt an Beta-Glucanen in der Nacktgerste. Diese Ballaststoffe können zum Beispiel zur Senkung des Cholesterinspiegels beitragen. Die Gerste spielt auch bei der Herstellung von alkoholischen Getränken wie Bier, Whiskey und Gin eine wichtige Rolle.

Hafer

Man unterscheidet zwei Sorten Hafer: Spelzhafer (lateinisch **Avena sativa**) und Nackthafer (lateinisch **Avena nuda**). Spelzhafer wird in großem Stil angebaut, er zählt zu den Top fünf der weltweit am häufigsten kultivierten Getreidesorten. Damit er genießbar wird, müssen die Hüllenspelzen durch Hitzebehandlung bzw. Gerbung abgetrennt werden. Korn und Hüllspelze sind nicht miteinander verwachsen und so bleibt nach dem Schälvorgang das volle Korn übrig. Geschälter Hafer ist deutlich beliebter als Nackthafer, die feinen Härchen am Nackthaferkorn machen diesen eher ungenießbar und kratzen im Hals. Spelzhafer ist nach der Entspelzung nicht mehr keimfähig. In der Vollwertküche verwendet man zum Keimen daher Nackthafer.

Hafer ist ballaststoffreich und hat einen hohen Eiweißgehalt. Beim Spelzhafer beträgt dieser rund 12 Prozent, beim Nackthafer sogar bis zu 16 Prozent. Das Getreide zeichnet sich durch einen hohen Gehalt an Vitaminen, Spurenelementen und ungesättigten Fettsäuren aus. Es liefert zudem wichtige Mineralstoffe, unter anderem Magnesium, Eisen, Phosphor, Kupfer, Zink und Mangan. Besonders erwähnenswert ist auch der hohe Anteil an Beta-Glucanen, die wie bei der Gerste zur Senkung des Cholesterinspiegels beitragen. Hafer ist das fetteste Getreide, der Fettgehalt kann bis zu sieben Prozent betragen. Haferflocken, -mehl und -schrot soll man deshalb nicht lange lagern, sie werden leicht ranzig.

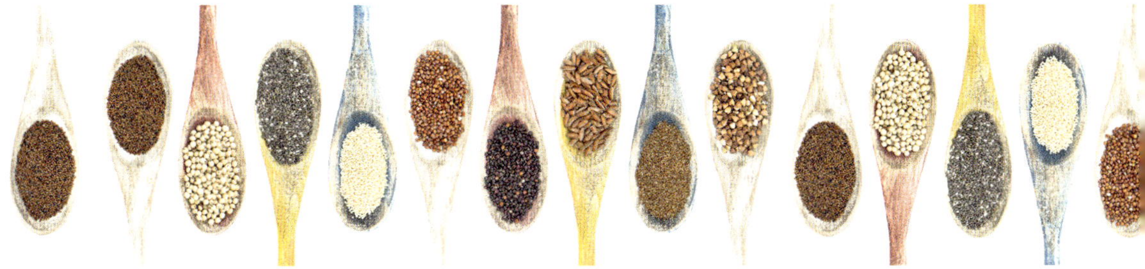

Hafer gilt als guter Muntermacher und morgendlicher Energiespender. Abends sollte man aber auf Hafermahlzeiten eher verzichten, man könnte nämlich Probleme mit dem Einschlafen bekommen.

Gemeinhin gilt Hafer als sogenanntes Breigetreide, vor allem in seiner klassischsten Form – zu Haferflocken verarbeitet. Hafer enthält nur geringe Spuren von Klebereiweiß, er ist zum Backen nicht geeignet bzw. muss für diesen Zweck mit anderen Getreiden gemischt werden. Aufgrund der geringen Klebereiweißanteile wird er manchmal als glutenfreies Getreide geführt, viele glutensensible Menschen vertragen ihn gut. Bei der Verarbeitung von Hafer kann es jedoch zu Verunreinigungen durch anderes Getreide kommen und so raten Zöliakiegesellschaften vom Haferverzehr nach wie vor zur Gänze ab.

Einige Vollkorn-Kritiker betrachten die in den Randschichten vieler Getreidearten enthaltene Phytinsäure als Problem, da sie die Aufnahme mancher Mineralstoffe im Verdauungstrakt blockieren kann. Auch Roggen enthält Phytinsäure. Beim Quellen des Getreides gehen jedoch 10 bis 20 Prozent dieses ungewollten Stoffes verloren, beim Keimen 25 bis 55 Prozent und bei der Herstellung von Brot mit Sauerteigführung sogar 80 bis 90 Prozent.

Der Phytinsäure wird allerdings auch eine positive Eigenschaft zugeschrieben: Sie kann den Umwandlungsprozess von Stärke in Zucker hemmen und somit den raschen Anstieg des Blutzuckerspiegels massiv bremsen.

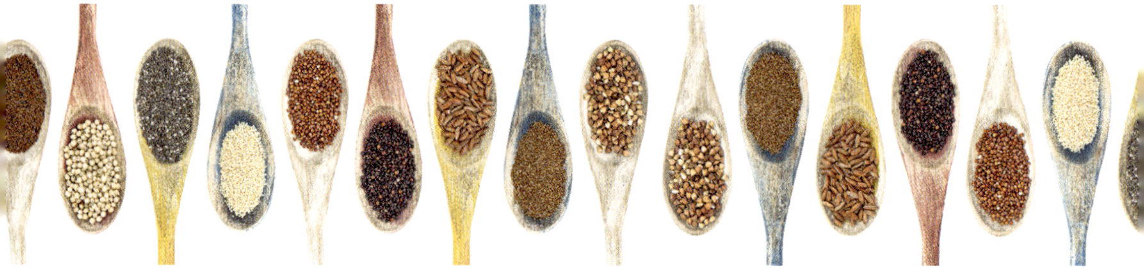

Glutenfreies Getreide und Pseudogetreide

Der massive Konsum von hochgezüchtetem Weizen wird unter anderem für die Entstehung vieler Unverträglichkeiten verantwortlich gemacht – vor allem glutenhaltige Getreidesorten werden heute von vielen Menschen nicht mehr vertragen. Eine der schlimmsten Ausprägungen ist die Zöliakie, bei der nicht nur Weizenprodukte, sondern sämtliche glutenhaltige Getreidesorten strikt verboten sind. Die Natur hat aber eine ganze Menge Alternativen zu bieten – nicht nur für Zöliakiepatient/innen: Glutenfreies Getreide und sogenanntes Pseudogetreide bieten viele ernährungsphysiologische Vorteile.

Hirse

Es gibt eine Vielzahl von Hirsearten. Eine der beliebtesten ist die Rispen- oder Goldhirse (lateinisch **Panicum miliaceum**). Sie ist ein besonders wertvolles und nährstoffreiches Lebensmittel, das mit einem hohen Mineralstoffgehalt auftrumpfen kann und zu den basenbildenden Getreidesorten zählt: Durch ihren hohen Eisengehalt hilft die Hirse beim Blutaufbau. Erwähnenswert ist aber vor allem ihr Gehalt an Kieselsäure, die für die Festigkeit von Haaren, Nägeln und Bindegewebe sorgt.

Als glutenfreies Getreide ist Hirse für Zöliakiepatienten und Menschen mit Glutenunverträglichkeit eine willkommene und schmackhafte Alternative. Aufgrund der fehlenden Klebereigenschaften ist sie zum Backen allerdings nur in Kombination mit anderen Getreidesorten geeignet.

Neben der Goldhirse ist auch die Braunhirse eine Erwähnung wert: Sie steckt voller gesundheitsfördernder Inhaltsstoffe und hat ebenfalls eine hohe Konzentration an Spurenelementen und Mineralstoffen aufzuweisen.

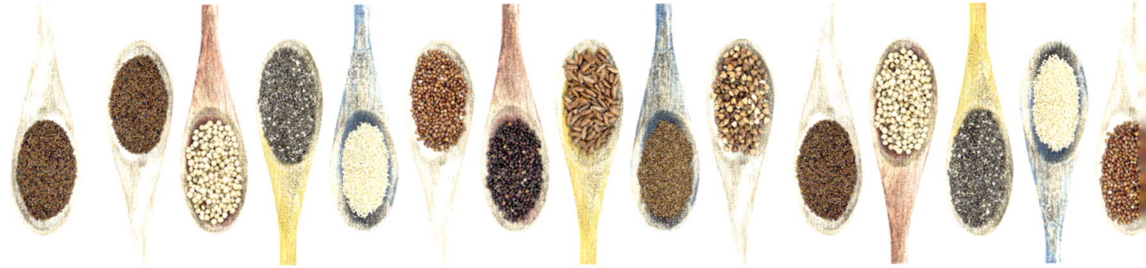

Reis

Reis (lateinisch **Oryza sativa**) hat seine Wiege in Asien, er ist dort das wichtigste Lebensmittel überhaupt – was in vielen asiatischen Ländern auch in der Sprache sichtbar wird. So bedeutet beispielsweise das thailändische Wort für essen wortwörtlich übersetzt „Reis essen". Mit Erntemengen von rund 750 Millionen Tonnen jährlich ist Reis neben Weizen und Mais eines der meist angebauten Getreide der Welt. Gut 95 Prozent davon werden in Asien kultiviert. Der Rest verteilt sich auf die USA, Italien, Frankreich, Spanien, Portugal und seit Kurzem auch die Schweiz.

Es gibt eine Vielzahl an Reissorten, grundsätzlich wird zwischen Rundkorn- und Langkornreis unterschieden. Die in unseren Breiten bekanntesten Sorten sind Basmatireis, Jasminreis, Arborio, Japanreis, Süßreis, Roter Naturreis und Wildreis, wobei Letzterer mit diesem Getreide eigentlich nur verwandt ist und keine klassische Reissorte darstellt. Da Reis zu den meistangebauten Getreiden gehört, ist er von ertragssteigernden Züchtungen in Richtung Hochleistungssorte nicht verschont geblieben. So war er beispielsweise eines jener Getreide, das im Zuge der Grünen Revolution enorm verändert wurde. Aufgrund des jahrelangen Anbaus von Reis in Monokulturen und vieler anderer ausbeuterischer Maßnahmen sind die Böden mittlerweile allerdings so ausgelaugt, dass der Ertrag nun wieder abnimmt. Die Reisindustrie reagiert auf diese Tatsache mit Gentechnik. Dagegen gibt es mancherorts viel Widerstand, vor allem von Kleinbauern, die lieber auf ökologische Methoden setzen, um das Problem in den Griff zu bekommen.

Mittlerweile stehen bei der Pflanzenzüchtung und -forschung allerdings nicht mehr ausschließlich die Vorteile für die Industrie im Vordergrund: Der neue Trend nennt sich Biofortification und setzt auf die Züchtung von Pflanzen mit einem erhöhten Gehalt an Nährstoffen wie Aminosäuren, Antioxidantien, Mineralstoffen

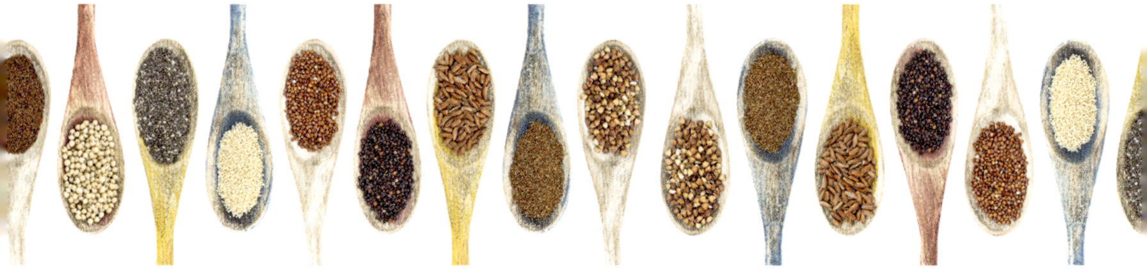

und dergleichen mehr. Der sogenannte Golden Rice ist eines der bekanntesten Beispiele dafür. Dieser seit 1992 entwickelte Reis wurde gentechnisch so verändert, dass er einen signifikant höheren Beta-Carotin(Provitamin A)-Gehalt aufweist. Die dadurch entstandene gelbliche Farbe hat ihm auch seinen Namen gegeben. Hauptmotivation bei der Entwicklung dieser Reissorte war der Wunsch, den in asiatischen Ländern häufig auftretenden Vitamin-A-Mangel zu bekämpfen. Diverse Nachfolgestudien kommen zu dem Schluss, dass der Reis diese Mangelerscheinung zwar dezimieren, jedoch nicht zur Gänze beseitigen könnte. Naturgemäß gibt es auch hier viel Kritik von Umweltorganisationen, Ernährungsexpert/innen, Wissenschaftler/innen etc. Ob der Konsum des Golden Rice Langzeitfolgen haben wird und wenn ja, welche, das kann zum jetzigen Zeitpunkt wahrscheinlich noch niemand beurteilen, da sich der Anbau noch im Versuchsstadium befindet.

Reis muss wie Einkorn, Emmer und Dinkel entspelzt werden, da er sonst ungenießbar ist. Der durch die Entspelzung entstandene braune Reis wird als Vollkornreis oder Naturreis gehandelt.

Weißer Reis entsteht durch Schleifen des Reiskorns, wertvolle Schichten wie das Silberhäutchen werden damit allerdings entfernt. Wer sich vollwertig ernähren möchte, zieht Vollkornreis, am besten in Bioqualität, dem weißen Reis vor. Für eine weizenfreie Küche stehen die unterschiedlichsten Reisarten und -formen zur Verfügung. Auch Reisnudeln, Reisflocken, Reisschrot und Reismehl sind im Handel erhältlich.

Reis enthält kein Gluten und hat daher keine klebenden Eigenschaften. Beim Verarbeiten zu Kuchen, Brot und dergleichen muss also entweder mit anderen Getreiden kombiniert oder auf alternative Klebemittel wie Johannisbrotkernmehl oder Guarkernmehl zurückgegriffen werden. In der süßen Küche eignet sich Reismehl

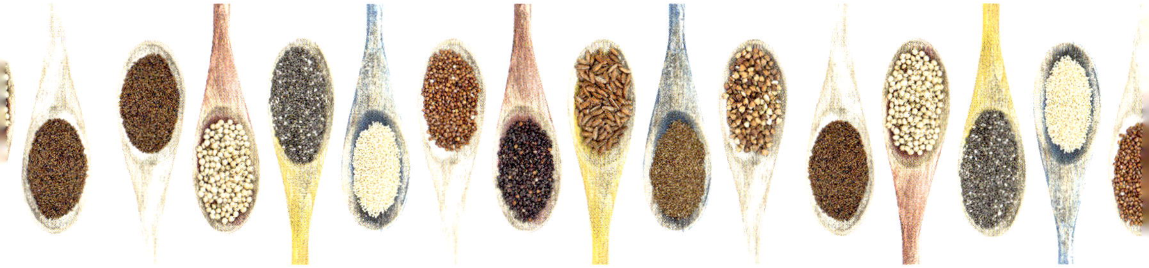

vor allem auch zum Binden – zum Beispiel von Puddings. Gekochter Reis kann zudem für diverse Süßspeisen und Desserts wie Cremen, Reisbreie und Aufläufe verwendet werden. Reis ist grundsätzlich eines der wertvollsten Getreide, für eine gesundheitsbewusste Küche sollte man aber auf jeden Fall versuchen, möglichst naturbelassenen Reis von Biobetrieben zu erstehen. Naturreis enthält unter anderem die Vitamine B_1, B_2 sowie Niacin und Eisen.

Mais

Mais (botanisch **Zea mays**, von zea, griechisch Getreide, und mays, dem indianische Wort für Mais) wurde bereits in den alten indianischen Hochkulturen verehrt und galt dort als hochwertige Nahrungsgrundlage. Die Wiege dieses Getreides ist Mexiko, in der Zeit des Christoph Columbus wurde es erstmals nach Europa gebracht. Um in großem Stil Futtermittel für die Massentierhaltung bereitzustellen, puscht die Maisindustrie seit den 1960er-Jahren Hybridsorten. Der weltweit größte Maisproduzent sind heute die USA, gefolgt von China, Brasilien und Mexiko. Deutschland und Österreich produzieren zusammen immerhin rund sechs Millionen Tonnen pro Jahr, weltweit ist es insgesamt mehr als eine Milliarde Tonnen.

Seit den 1990er-Jahren sind auch gentechnisch veränderte Maissorten am Markt. In Österreich ist der Anbau dieser Sorten verboten, in anderen europäischen Ländern wie Deutschland wurde der Anbau immer wieder ausgesetzt. Aufgrund massiver Kritik wird Genmais seit Jahren politisch sehr kontrovers diskutiert. Umweltschützer/innen fordern den totalen Anbaustopp. EU-weit besteht eine Kennzeichnungspflicht für Lebensmittel, die gentechnisch veränderten Mais enthalten, dies gilt jedoch nur für Lebensmittel. Als Futtermittel sind Genmais, Gensoja & Co jedoch erlaubt und landen so über den Konsum von Fleisch und Geflügel letztlich wieder in unseren Mägen. Nur rund 15 Prozent des geernteten Mais finden

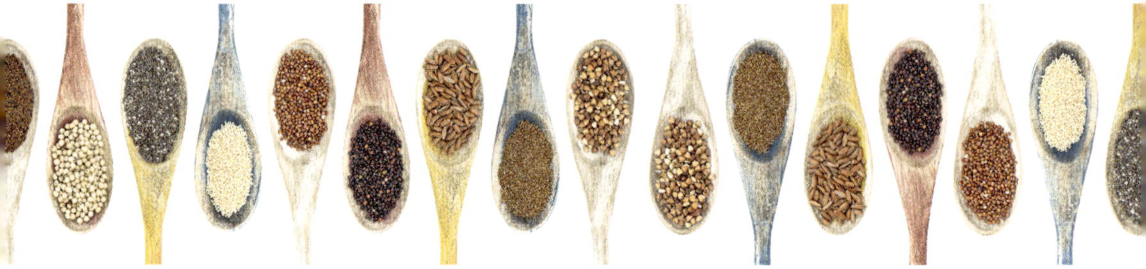

Verwertung in der Küche, der überwiegende Teil dient als Futtermittel, ein kleiner Prozentsatz kommt auch in Biogasanlagen zum Einsatz.

Bei der Auswahl von Mais und Maisprodukten ist unbedingt auf die Qualität zu achten. Kaufen Sie keinen Genmais, sondern möglichst Bioprodukte von lokalen Bauern. In der Küche gilt Mais als sogenanntes Breigetreide. Da es glutenfrei ist, eignet es sich nicht zum Backen, es sei denn, man kombiniert es mit anderen Getreidearten bzw. Bindemitteln wie Johannisbrotmehl oder Guarkernmehl. Maisgerichte für eine gluten- und weizenfreie Küche gibt es viele: Tortillas, die klassischen Fladen der mexikanischen Küche, Tortillachips, möglichst selbst gemacht und nicht aus dem Chipsregal, pikante oder süße Maisbreie wie zum Beispiel Polenta, Maisaufläufe, Suppen, Soßen oder ganze gegrillte, gedämpfte oder gekochte Maiskolben mit schmackhaften Soßen, gegarte Maiskörner im Salat oder als Zutat für Eintöpfe wie beim klassischen Chili con Carne. Mais hat auch ernährungsphysiologisch einiges zu bieten. Er enthält zahlreiche Mineralien und Spurenelemente, unter anderem Kalium, Kalzium, Zink, Magnesium, Kieselsäure, Eisen, Selen sowie B-Vitamine und auch Carotinoide.

Buchweizen

Buchweizen (lateinisch **Fagopyrum esculentum**) gehört zur Familie der Knöterichgewächse und zählt zu den sogenannten Pseudogetreiden. Aufgrund seiner gesundheitsfördernden Eigenschaften wurde er 1999 in Deutschland sogar zur Arzneipflanze des Jahres gewählt. Buchweizen ist reich an Eiweiß und Aminosäuren und wird häufig als blutzucker- und blutdrucksenkend beschrieben. Die Pflanze gilt als Rutinspender: Das Flavonoid soll Krampfadern vorbeugen und den Cholesterinspiegel regulieren können. Es heißt auch, es rege das Denkvermögen an und schütze die Leber.

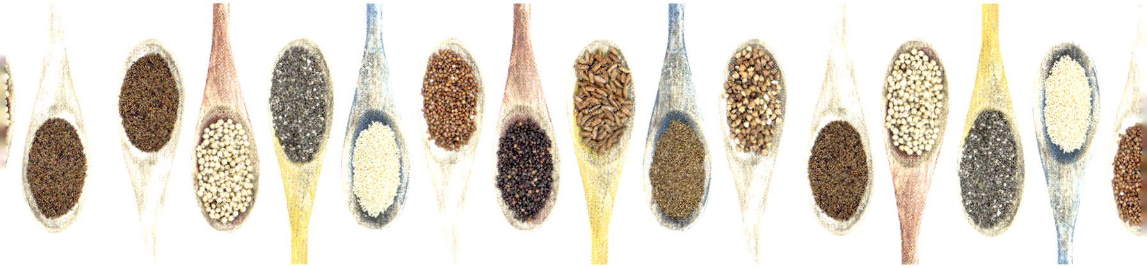

Buchweizen ist glutenfrei und daher für Zöliakie-Patienten und Glutenallergiker gut geeignet. Im Handel sind ganzer Buchweizen und Buchweizenschrot erhältlich. Verarbeiten lässt sich das Pseudogetreide zu Suppen, Aufläufen, Knödeln und Süßspeisen. Für das Backen ist Buchweizen aufgrund seiner Glutenfreiheit wieder nur in Kombination mit anderen Getreiden oder Klebersatzprodukten geeignet. Besonders viele Vitalstoffe enthalten übrigens Buchweizensprossen – wie bei vielen anderen Getreidesorten können die Körner gekeimt und dann in Salaten, Suppen, Eierspeisen oder auf Brot, am besten auf weizenfreiem, verzehrt werden.

Amarant

Amarant (lateinisch **Amaranthus**, auch Inkaweizen oder Fuchsschwanz genannt) gehört, wie einer seiner Namen schon vermuten lässt, zu den Fuchsschwanzgewächsen. Die Kulturpflanze zählt zu den ältesten Nutzpflanzen der Menschheitsgeschichte, das Getreide wurde in rund 9000 Jahre alten mexikanischen Gräbern gefunden.

Amarant stammt ursprünglich also aus Mittelamerika und war neben Mais und Quinoa eines der wichtigsten Nahrungsmittel dieser Region. Die Azteken verehrten die Pflanze sogar als Gottheit, was die Kolonialmacht Spanien später dazu veranlasste, den Anbau und Handel zu verbieten und mit der Todesstrafe zu bedrohen. Daher ist Amarant über lange Zeit auch fast in Vergessenheit geraten.

Die Pflanze zählt zu den sogenannten Pseudogetreiden, sie gehört nicht der Familie der Süßgräser an und beinhaltet kein Klebereiweiß, ist also glutenfrei. Amarant wird in Deutschland und Österreich bereits angebaut, allerdings erschweren ihm seine hohen Ansprüche an eine optimale Saatbeetbereitung und die niedrigen Temperaturen hier den Durchbruch.

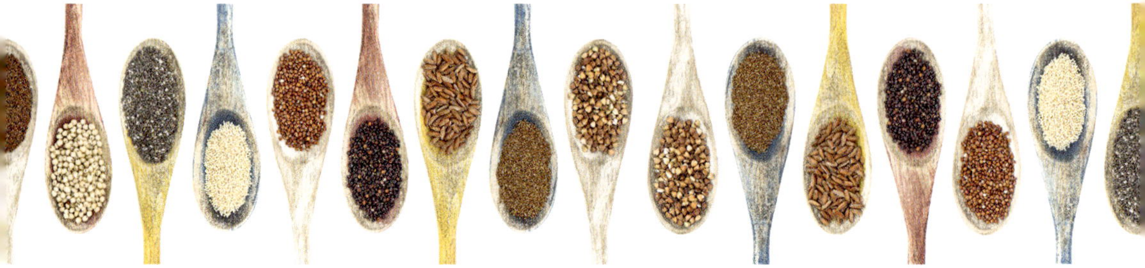

Ernährungsphysiologisch bemerkenswert ist der hohe Eiweißgehalt von rund 14 bis 18 Prozent. Die biologische Wertigkeit (also das Ausmaß, wie effizient das aufgenommene Eiweiß in körpereigenes Eiweiß umgewandelt werden kann) mit einem Wert von rund 75 übertrifft sogar jene von Fisch. Zudem verfügt Amarant über jede Menge Eisen, Kalzium, Magnesium und Zink, Ballaststoffe und viele wertvolle ungesättigte Fettsäuren. Aufgrund seiner gesunden Eigenschaften wird er gerne der Babynahrung zugefügt. Häufig wird er auch zu Breien und Müslis verarbeitet, Backwaren beigemischt und in gepoppter Form im Bioladen oder Reformhaus angeboten.

Quinoa

Quinoa (lateinisch **Chenopodium quinoa**, auch Inkareis, Andenreis, Reismelde oder Reisspinat genannt) gehört zur botanischen Familie der Fuchsschwanzgewächse und ist damit mit Amarant, Spinat und Roten Beten (Roten Rüben) verwandt. Es weist einen hohen Eiweißgehalt von rund 14 bis 15 Prozent auf.

Quinoa ist frei von Klebereiweiß und ebenfalls eine gute Alternative für alle, die auf Glutenhaltiges verzichten müssen oder wollen. Das Pseudogetreide enthält neben Eiweiß, Kohlenhydraten und einer Menge an Ballaststoffen auch wertvolle Mineralstoffe wie Kalium, Phosphor, Magnesium, Kalzium, Eisen und Zink, die Vitamine D und E sowie Vitamine der B-Gruppe. Aufgrund der enthaltenen Saponine, die blutverdünnend wirken und das Korn bitter schmecken lassen, sollte Quinoa vor der Zubereitung gut gewaschen werden – wenn nicht nach der Ernte die Außenschicht bereits entfernt wurde. In den täglichen Speiseplan integriert, stellt Quinoa ein rasch und einfach zu verarbeitendes Getreide dar, das sich hervorragend für Bratlinge (Laibchen), Salate, Suppen und Aufläufe eignet. Kleinkinder sollten es wegen der Saponine allerdings nicht essen!

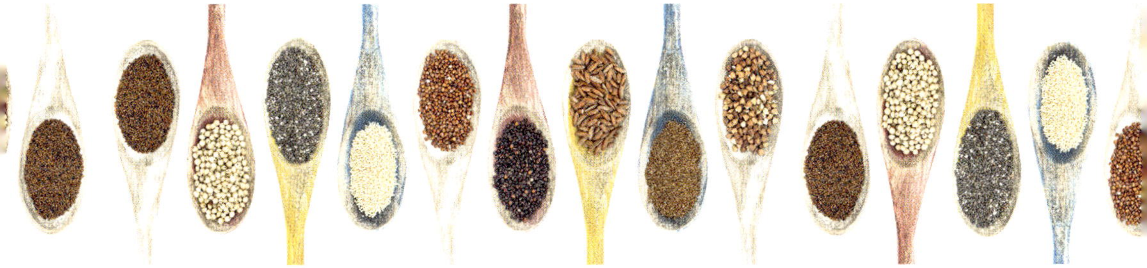

Carobpulver oder Johannisbrotkernmehl

Ein interessantes Mehl, das aus der glutenfreien Küche nicht wegzudenken ist, ist das Carobpulver, auch Johannisbrotkernmehl genannt. Carobpulver wird aus den Früchten des Carob-Baumes gewonnen. Dieser wächst im Mittelmeerraum, seine Früchte zählen zu den Hülsenfrüchten. Die Mittelteile dieser Früchte werden zerkleinert, geröstet und sehr fein zu Johannisbrotkernmehl vermahlen. Der natürliche Zuckergehalt und ein fruchtiges Karamellaroma erinnern geschmacklich an Kakao. Carob ist ein ballaststoffreiches und stärkehaltiges Lebensmittel, eignet sich auch zum Eindicken und kann fehlende Klebereigenschaften von Mehlen gut ausgleichen. Es ist reich an Vitamin A, Vitamin B, Kalzium und Eisen und daher eine willkommene Zutat für das alternative Backen.

Guarkernmehl

Guarkernmehl ist ein Verdickungsmittel aus den Samen der Guarbohne. Aufgrund seiner gelierenden Wirkung wird es in der Nahrungsmittelindustrie gerne als natürlicher Zusatzstoff verwendet: Unter dem Begriff E 412 ist es in unterschiedlichen Lebensmitteln enthalten, auch Bioprodukten darf es beigemischt werden. Vorsichtig mit diesem Produkt umgehen sollten Menschen, die unter Soja-Allergien leiden, sie vertragen es meist schlecht. Das Verdickungsmittel sollte aber ohnehin nur in geringen Dosen verwendet werden, da es enorm viel Flüssigkeit bindet und in größeren Mengen zu Verstopfung und Bauchschmerzen führen kann. In geringen Mengen ist es eine gute Hilfe beim Backen, wenn man mit glutenfreien Zutaten arbeitet. Es kann, ähnlich wie Johannisbrotkernmehl, fehlende Klebereigenschaften gut ausgleichen.

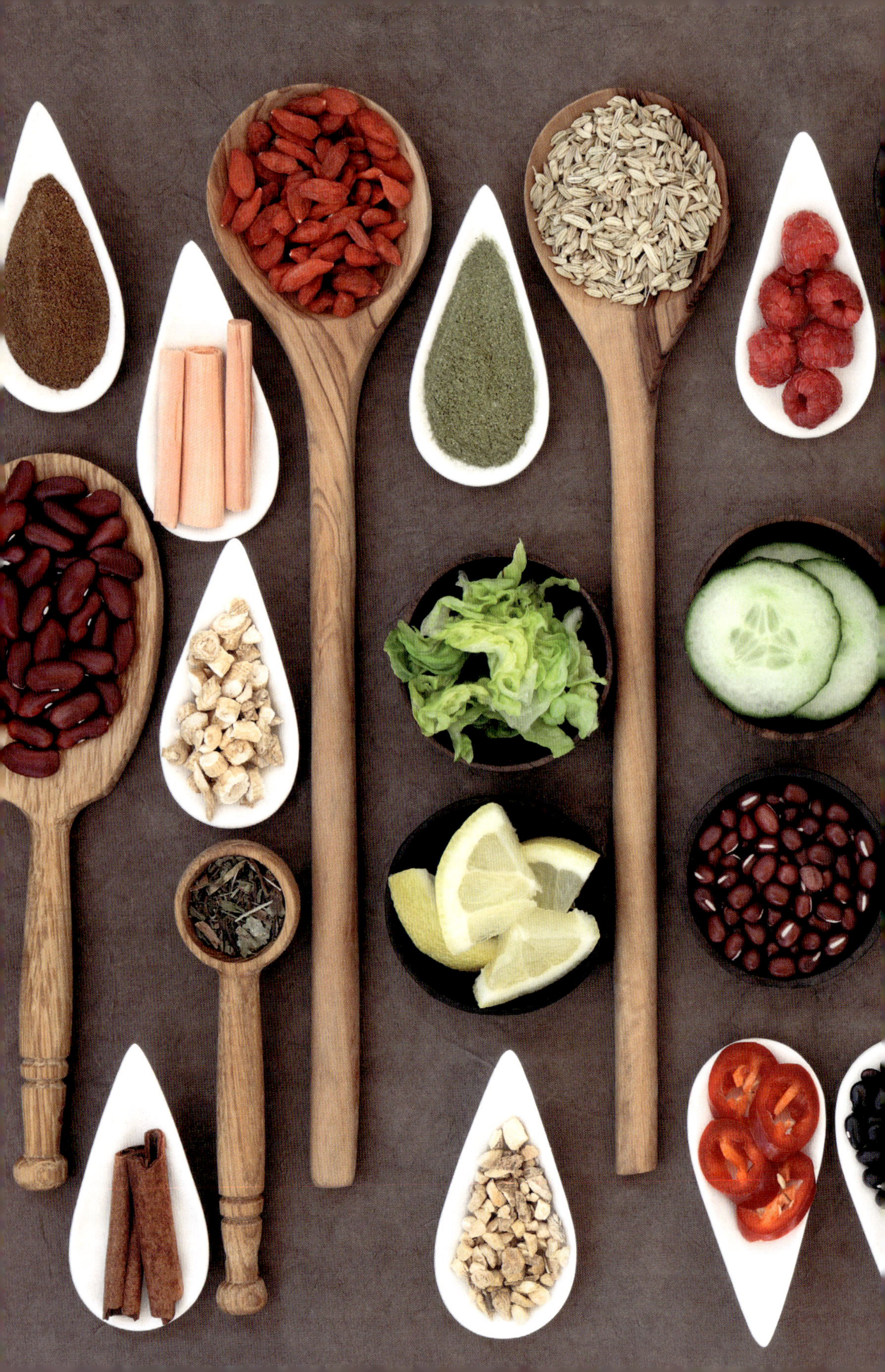

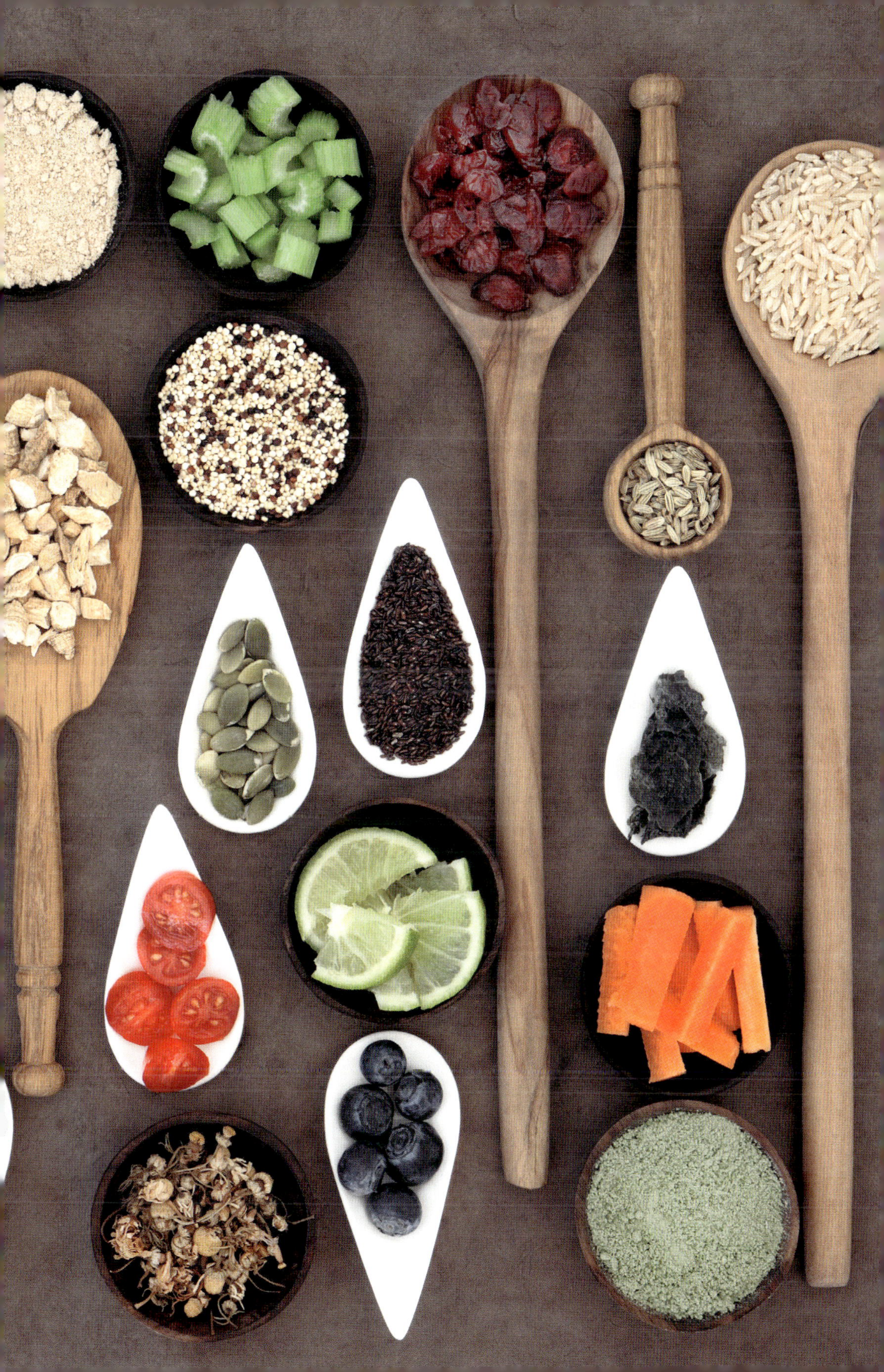

Anhang

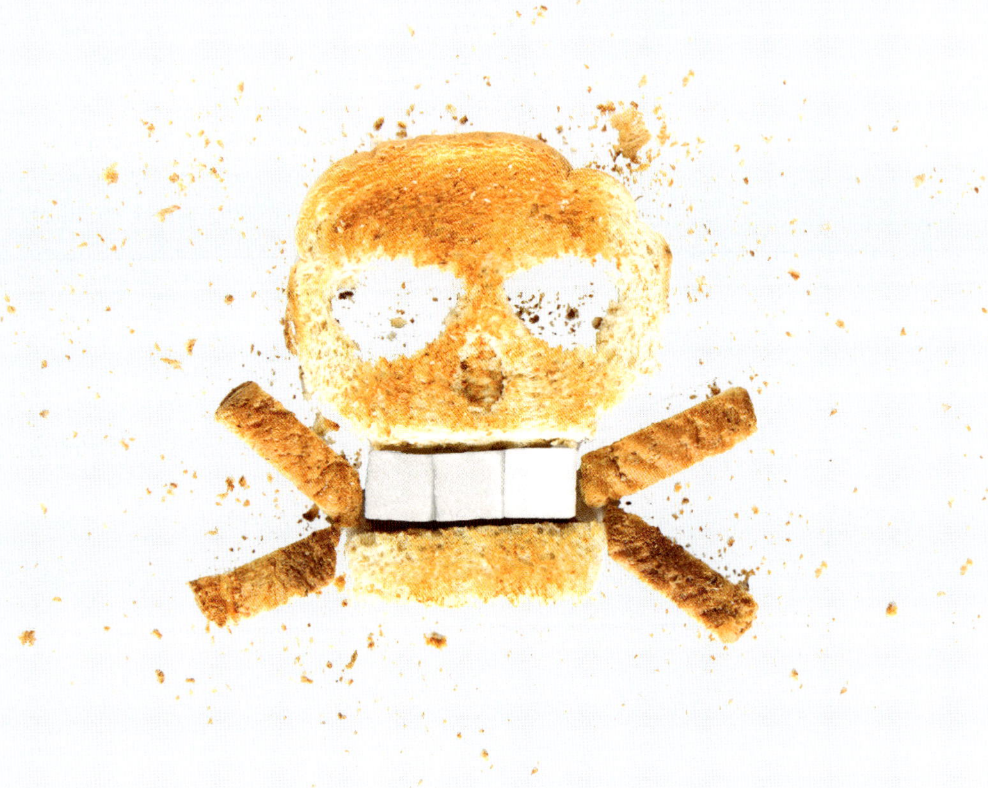

Resümee

Industriezucker und hochgezüchteter Weizen können süchtig und krank machen. Vor allem, wenn sie regelmäßig und in großen Mengen verzehrt werden – was in unseren Breiten an der Tagesordnung ist. Übergewicht, Diabetes, Übersäuerung, Entzündungen, Darm- und Hauterkrankungen, Unverträglichkeiten, aber auch psychische Probleme hängen oft mit einem Zuviel an Weizen und Zucker zusammen.

Dabei kann diesen ernährungsbedingten Störungen von Anfang an entgegengewirkt werden: Stillen Sie Ihr Baby, verwenden Sie nur Flaschennahrung ohne Zucker und Aromazusätze, bieten Sie Ihren Kindern eine abwechslungsreiche Ernährung mit frischem Obst und Gemüse, belohnen Sie die Kleinen nicht mit Süßigkeiten und leben Sie ihnen vor, wie gut gesundes Essen schmecken kann! Selbst zu kochen und weitestgehend auf Fertigprodukte zu verzichten, hilft enorm, die tägliche Weizen-Zucker-Bilanz niedrig zu halten. Experimentieren Sie mit alten Getreidesorten, probieren Sie glutenfreie Alternativen und profitieren Sie von den Mineralstoffen und Vitaminen der natürlichen Süßungsmittel.

Wer auf seine Darmgesundheit achtet und einer ballaststoffreichen Nahrung mit Nüssen, Samen, Hülsenfrüchten und viel saisonalem und regionalem Obst und Gemüse den Vorzug gibt, dem fällt es auch nicht schwer, auf Zucker und Weizen in großem Ausmaß zu verzichten. Und wenn Sie doch ab und zu danach greifen – erinnern Sie sich stets an die Worte des Paracelsus: Die Dosis macht das Gift!

Danksagung

An dieser Stelle soll allen Menschen gedankt sein, die uns bei der Entstehung dieses Buches begleitet haben.

Großen Dank möchten wir vor allem Ao. Univ. Prof. DI Dr. Heinrich Grausgruber, Department of Crop Sciences, University of Natural Resources and Life Sciences, Tulln, für seine wissenschaftliche Betreuung sowie DI Helma Hamader und Josef Ehrenberger vom Waldviertler „Meierhof“ für ihre fachliche Unterstützung entgegenbringen.

Quellen

Weblinks

www.adhs-deutschland.de
www.adipositas-austria.org
www.candida.de
www.deutsche-diabetes-gesellschaft.de
www.diabetes-austria.com
www.diabetesde.org
www.hefepilzinfektion.com
nahrungsmittel-intoleranz.com
www.oedg.org
www.pflanzenforschung.de
www.reizdarmtherapie.net
www.schaer.com
www.süssstoff-verband.de
www.sweets-processing.com
www.zuckeraustauschstoffe.com
www.zusatzstoffe-online.de

Bücher

BECKER, Waltraud: Korngesund: Das Getreidehandbuch. emu Verlag, 2013
DAVIS, William: Die Weizenwampe. Wilhelm Goldmann Verlag, 2013
DÖLL, Michaela: Entzündungen – Die heimlichen Killer: Ursache unserer Volkskrankheiten. Entstehung, Vorsorge, Behandlung. Mit aktuellen Ernährungstipps. Herbig Verlag, 2005
DÖLL, Michaela: Warum Papaya kühlt und Zucker heiß macht. Herbig Verlagsbuchhandlung GmbH, 2013
ENDERS, Giulia: Darm mit Charme: Alles über ein unterschätztes Organ. Ullstein Verlag, 2014
FLEMMER, Andrea: Echt süß! Gesunde Zuckeralternativen im Vergleich. VK Vital, 2013
HAMADER, Helma und REISINGER, Johann: Das neue Getreide Kochbuch. Österreichischer Agrarverlag, 2010
KASPER, Heinrich: Ernährungsmedizin und Diätetik. Urban & Fischer Verlag/Elsevier GmbH, 2009
KIENLE, Udo: Stevia Rabaudia. Spurbuchverlag, 2011
KÜSTER, Hansjörg: Am Anfang war das Korn. Verlag C. H. Beck OHG, 2013
MINTZ, Sidney W.: Die süße Macht: Kulturgeschichte des Zuckers. Campus Bibliothek, 2007
MOSETTER, Kurt et al.: Zucker, der heimliche Killer. Gräfe und Unzer Verlag GmbH, 2013
MÜLLER, Sven-David: Mythos Süßstoff: Die ganze Wahrheit über künstlichen und natürlichen Zuckerersatz. Plus: Alles über Stevia. Kneipp Verlag, 2010
VENESSON, Julien: Wie der Weizen uns vergiftet: Der Ratgeber für Glutensensitive. Riva Verlag, 2014
WORM, Nicolai: Logi-Methode. Glücklich und schlank – Mit viel Eiweiß und dem richtigen Fett. systemed Verlag, 2014
ZSCHOCKE, Anne Katharina: Darmbakterien als Schlüssel zur Gesundheit. Knaur Verlag, 2014

Studien

ANDERSON, C. A. et al. Sucrose and dental caries: a review of the evidence. 2009.
MAGNUSON, B. A. et al. Aspartame: a safety evaluation based on current use levels, regulations, and toxicological and epidemiological studies. 2007.
BAILEY, M. T. et al. Exposure to a social stressor alters the structure of the intestinal microbiota: implications for stressor-induced immunomodulation. 2011.
CHRISTISON, G. W. et al. Elimination diets in autism spectrum disorders: any wheat amidst the chaff? 2006.
DEN HARTOG, G. J. et al. Erythritol is a sweet antioxidant. 2010.
DIABETES PREVENTION PROGRAM RESEARCH GROUP. Reduction in the incidence of type 2 diabetes with lifestyle intervention or Metformin. 2002.
DÍAZ-AGUILA, Y. et al. Consumption of sucrose from infancy increases the visceral fat accumulation, concentration of triglycerides, insulin and leptin, and generates abnormalities in the adrenal gland. 2015.
DINICOLANTONIO, J. J. et al. The wrong white crystals: not salt but sugar as aetiological in hypertension and cardiometabolic disease. 2014.
DOHAN, F. C. Genetic hypothesis of idiopathic schizophrenia: its exorphin connection. 1988.
FAGHERAZZI, G. et al. Consumption of artificially and sugar-sweetened beverages and incident type 2 diabetes in the Etude Epidemiologique au pres des femmes de la Mutuelle Generale de l'Education Nationale-European Prospective Investigation into Cancer and Nutrition cohort. 2013.

GIBSON, S. et al. Associations between added sugars and micronutrient intakes and status: further analysis of data from the National Diet and Nutrition Survey of Young People aged 4 to 18 years. 2009.
HALLDORSSON, T. I. et al. Intake of artificially sweetened soft drinks and risk of preterm delivery: a prospective cohort study in 59,334 danish pregnant women. 2010.
HARRELL, C. S. et al. Developmental high-fructose diet consumption increases depressive-like and anxiety-like behavior and remodels the hypothalamic transcriptome. 2014.
HEBEBRAND, J .et al. "Eating addiction", rather than "food addiction", better captures addictive-like eating behavior. 2014.
JOHNSON, R. J .et al. Attention-deficit/hyperactivity disorder: is it time to reappraise the role of sugar consumption? 2011.
KRANJČEC, B. et al. D-mannose powder for prophylaxis of recurrent urinary tract infections in women: a randomized clinical trial. 2014.
LEDOCHOWSKI, M. et al. Fructose- and sorbitol-reduced diet improves mood and gastrointestinal disturbances in fructose malabsorbers. 2000.
LEVI, J. R. et al. Complementary and alternative medicine for pediatric otitis medial. 2013.
LIEN, L. et al. Consumption of soft drinks and hyperactivity, mental distress, and conduct problems among adolescents in Oslo, Norway. 2006.
MÄKINEN, K. K. Sugar alcohol sweeteners as alternatives to sugar with special consideration of xylitol. 2000.
MATTILA, P. T. et al. Increased bone volume and bone mineral content in xylitol-fed aged rats. 2001.
MOYNIHAN, P. et al. Diet, nutrition and the prevention of dental diseases. 2004.
MOYNIHAN, P. J. Dietary advice in dental practice. 2002.
PIZZO, G. et al. Effect of dietary carbohydrates on the in vitro epithelial adhesion of Candida albicans, Candida tropicalis, and Candida krusei. 2011.
RUSKONÉ-FOURMESTRAUX, A. et al. A digestive tolerance study of maltitol after occasional and regular consumption in healthy humans. 2003.
SOFFRITTI, M. et al. Aspartame administered in feed, beginning prenatally through life span, induces cancers of the liver and lung in male Swiss mice. 2010.
SPENCE, M. J. et al. The cognitive behavioural model of irritable bowel syndrome: a prospective investigation of patients with gastroenteritis. 2007.
STEFANSSON, H. et al. Common variants conferring risk of schizophrenia 2009.
SWITHERS, S. E. et al. A role for sweet taste: calorie predictive relations in energy regulation by rats. 2008.
SWITHERS, S. E .et al. Adverse effects of high-intensity sweeteners on energy intake and weight control in male and obesity-prone female rats. 2013.
UITTAMO, J. et al. Xylitol inhibits carcinogenic acetaldehyde production by Candida species. 2011.
WHITELEY, P. et al. Gluten- and casein-free dietary intervention for autism spectrum conditions. 2013.